岭南疡科流派

医案精粹

黄学阳
王树声 ◎ 主编

SPM
南方传媒

广东科技出版社
全国优秀出版社

· 广州 ·

图书在版编目（CIP）数据

岭南疡科流派医案精粹／黄学阳，王树声主编. —广
州：广东科技出版社，2022.6
ISBN 978-7-5359-7849-3

Ⅰ.①岭… Ⅱ.①黄… ②王… Ⅲ.①中医外科学－医
案－汇编 Ⅳ.①R26

中国版本图书馆CIP数据核字（2022）第065184号

岭南疡科流派医案精粹

Lingnan Yangke Liupai Yi'an Jingcui

出 版 人：严奉强
责任编辑：邹　荣　吕　健
装帧设计：友间文化
责任校对：李云柯
责任印制：彭海波
出版发行：广东科技出版社
　　　　　（广州市环市东路水荫路11号　邮政编码：510075）
销售热线：020-37607413
http：//www.gdstp.com.cn
E-mail：gdkjbw@nfcb.com.cn
经　　销：广东新华发行集团股份有限公司
印　　刷：广州市东盛彩印有限公司
　　　　　（广州市增城区新塘镇太平洋工业区十路2号　邮政编码：510700）
规　　格：710mm×1 000mm　1/16　印张14.5　字数290千
版　　次：2022年6月第1版
　　　　　2022年6月第1次印刷
定　　价：68.00元

《岭南疡科流派医案精粹》
编委会

广东省中医院"岭南疡科流派工作室建设"（中医二院〔2013〕233号）项目成果

广州中医药大学"岭南中医外科学术流派人文传承及著述研究"（2021SKZX06）项目成果

前　言

　　岭南疡科流派是中医外科学在岭南的分支，其秉承明清外科正宗派陈实功"内外并举"的学术思想，外治重手术，内治重托补，擅长结合岭南人的体质、生活习惯、地域气候影响，循"天人相应"之理以治疗各种疡科病症。

　　黄耀燊（1915—1993）为流派第一代代表性传承人，与邓铁涛、罗元恺、梁乃津并称为近代岭南四大名医，追求"内外并举，尤重外治；内治之理，尤重托法"，提出"补法治疮疡""舌苔一日未净，邪热一日未清"等观点。他早年对毒蛇咬伤、破伤风等进行的科学研究成果获得全国科技大奖；对疮疡、胆石症、骨关节病、复杂泌尿系结石等疑难病的治疗效果较好，研制的中成药"骨仙片""舒胆胶囊""双柏散"至今仍广泛应用于临床。

　　蔡炳勤（1939—　）为流派第二代代表性传承人，广东省名中医，是我国最早的周围血管病专家之一。从事临床工作五十余年中，他提出"因虚致瘀"的学术观点，研制多种中药制剂，如祛腐生肌膏、碎石清等。其独特的"祛腐生肌系列疗法"治疗糖尿病足，成就了许多患者的"保肢梦"。他创制的"泄热逐水通腑法"治疗急性胰腺炎，挽救了众多重症胰腺炎患者的生命，得到同行赞誉。他还是外科围手术期中医康复治疗的先行者，对外科术后的呕逆、发热、便秘、咳嗽、汗出、失眠等症的中医辨治具有丰富的经验。他延续岭南疡科流派"内外并举"的学术思想，提出"中医手术观"，视手术为中医独特的外治祛邪方法，讲究"祛邪不伤正"，术后则以中医辨证调理促进快速康复，力求"邪去更扶正"。

　　黄学阳为流派第三代代表性传承人、流派负责人，师承国医大师陆广莘，致力于周围血管病的研究，在蔡炳勤提出动脉硬化闭塞症属于"痰瘀证"的基础上，提出动脉硬化闭塞症与"肝郁"亦有密切关系，倡导用疏肝活血法防治下肢动脉成形术后再狭窄，擅长甲状腺围手术期的中医辨治。王树声，师承蔡炳勤，认为泌尿微创手术是中医外科祛邪的外治手段之一，应以中医"扶正祛邪"的理念为指导，"谨察阴阳所在而调之"，以扶正达到祛邪，或以祛邪达到扶正，或并行兼施，使机体达到"阴平阳秘"的状态。他还研究岭南人群体质与结石形成的关系，主张辨识体质以防治结石。谭志健，师承国医大师陆广莘，倡导"术后应激，从肝论治"，积极追求中医快速康复，并精心钻研微创技术，推进业内腹腔镜胰十二指肠手术常规化。2016年全国首个"胰腺病微创诊疗中心"在广东省中医院挂牌。第三代弟子中还有何军明、白遵光、林兆丰、王建春、周毅平、桂泽红等，与第四代弟子古炽明、何宜斌、刘明、吕立国、李源等一起开设岭南疡科流派各专科门诊，着力于疮疡、血管、甲状腺、肝胆、泌尿、胃肠等普外科常见病、疑难病的中西医结合诊治，尤擅长外科术后的中医康复辨治，形成多种中医特色疗法，如吴茱萸外熨促进外科术后胃肠功能恢复、贴耳穴以改善甲状腺术后睡眠障碍等，形成了独具特色的岭南疡科流派诊疗技术，服务于岭南大众。

　　本书介绍了黄耀燊、蔡炳勤两位大师的学术思想，并列举了岭南疡科流派各位医师的典型医案。黄耀燊的医案来自其家人捐献至广州中医药大学图书馆的资料，为首度公开，我们将其整理并请黄耀燊女儿黄燕莊、弟子赖振添指正，尽量还原其辨证用药思路。其余医案多为各位医者从医近十年的精选医案，内容涉及泌尿、肝胆、胃肠、甲状腺、周围血管等中医外科的子专科，有围手术期中医综合辨证论治，也有雷诺病等少见病的中医论治。全书内容丰富，图文并茂，符合当代岭南中医外科的临床实际，可为广大中医外科爱好者提供参考，并借此弘扬岭南疡科流派文化。

编者

2020年10月

第一章　岭南疡科流派溯源及传承脉络

第一节　岭南疡科流派的历史沿革

　　岭南，传统上是指越城、大庾、骑田、都庞、萌渚五岭以南的地区，涵盖今广东、海南及广西部分地域，原为古越族居住之地，其所处的地理位置特殊，港口资源丰富，对外交流便利，而其"四时常花，三冬无雪"的亚热带气候具有高温多湿的特征，致久居于此的岭南人亦有脾虚多痰湿的体质特点。从西汉初年古墓中发现朱砂和可供煎药的铜熏炉，到后来在西汉南越王墓发现了中药捣药工具及装药丸的银盒，这些考古的发现，证实了岭南地区医药历史至少已有两千年。著名老中医吴粤昌指出，岭南医学的发展具有继承性、区域性、务实性、包容性四个特点。国医大师邓铁涛也曾提出了岭南医学的三个特点：重视岭南地区的多发疾病，重视岭南地区的特产药材和民间经验，重视吸收新知。岭南疡科流派正是有着鲜明岭南医学特色的中医代表性流派之一。

　　《周礼·天官》记载："（疡医）掌肿疡、溃疡、金疡、折疡之祝药、劀杀之齐。"中医外科被称为"疡科"，外科医生被称为"疡医"。岭南疡科起源于殷商，商周至晋唐为其萌芽阶段，宋元明清为其初步发展阶段，近现代是岭南疡科的成熟发展阶段。其学术渊源秉承明清正宗派陈实功"内外并举，外重手术，内重脾胃"的理念；近现代的黄耀燊为其代表人物，追求"内外并举，尤重外治；内治之理，尤重托法"；当代的蔡炳勤是岭南疡科流派的代表性传承人之一，他承古启今，与时俱进，提出"内外并举，祛邪不伤正为外治之要，邪去更扶正为内治之宗"的治学思想。岭南疡科流派历经两千余年的发展，逐渐繁荣。岭南疡科流派源流见图1-1。

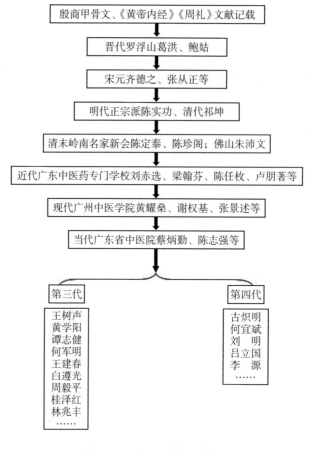

殷商甲骨文、《黄帝内经》《周礼》文献记载

晋代罗浮山葛洪、鲍姑

宋元齐德之、张从正等

明代正宗派陈实功、清代祁坤

清末岭南名家新会陈定泰、陈珍阁；佛山朱沛文

近代广东中医药专门学校刘赤选、梁翰芬、陈任枚、卢朋著等

现代广州中医学院黄耀燊、谢权基、张景述等

当代广东省中医院蔡炳勤、陈志强等

第三代

王树声
黄学阳
谭志健
何军明
王建春
白遵光
周毅平
桂泽红
林兆丰
……

第四代

古炽明
何宜斌
刘　明
吕立国
李　源
……

图1-1　岭南疡科流派流源

早在殷商时期的甲骨文中就有关于外科病疥、疣的记载。《黄帝内经》中的"发于足指，名脱痈。其状赤黑，死不治；不赤黑，不死。不衰，急斩之，不则死矣"是对疡科中"脱疽"病最早的文献记载。两晋以来，中原人士多次南迁，中原医学也随之流入岭南。葛洪写下了中医第一本急诊专著《肘后备急方》，其中记载了脚气病的治疗，其后他定居岭南罗浮山炼丹。他的妻子鲍姑是医学史上第一位女灸家，善于就地取材，用越秀山的红脚艾去除体表疮疡，为人美容。这些反映了当时的医学成就和民间疗法，已在全国有一定影响。

宋元时期是我国疡科发展的重要时期，对疡科疾病的认识更加深刻，并形成了一定的理论及代表著作，如《外科精义》《太平圣惠方》《圣济总录》《儒门事亲》等。

鸦片战争前的明清时期，外科名家辈出，著作如林，学术氛围异常活跃。例如，薛己著《外科发挥》《外科枢要》，汪机著《外科理例》，王肯堂著《疡医准绳》，申斗垣著《外科启玄》等，并发展了不同学术观点，形成三个主要的外科学术流派，即正宗派、全生派、心得派。其中正宗派注重全面掌握外科的传统理论和技能，临证时以脏腑经络气血为辨证纲领，治疗上内外并重，内治以消、托、补为主，外治讲究刀、针、药蚀等治法，被誉为中医外科的正宗。其学派代表人物陈实功、祁坤对岭南疡科流派的影响较大。

陈氏在《外科正宗》（如图1-2）中言"内之证或不及于其外，外之证则必根于其内"，同时指出治外症宜知气血有余之辨，脾胃为气血生化之源，要十分注意脾胃的调理。他说："盖脾胃盛则多食而易饥，其人多肥，气血亦壮；脾胃弱则少食而难化，其人多瘦，气血亦衰。故外科尤以调理脾胃为要。"特别强调饮食调理。外治方面，他常用腐蚀药物或刀针清除坏死顽肉，放通脓管，使毒外泄，认为这是"开户逐贼"。此外，他还用竹筒拔取脓汁，进行截肢、气管缝合、鼻痔摘除等手术，用火针治疗瘰病，用枯瘤法治疗肿瘤，用绷缚法与棉垫法治疗痈疽内肉不合。清代正宗派的代表是祁坤，编《外科大成》一书，强调内治与外治并举，内治重在消与托，外治法亦丰富多彩，有针、烙、砭、灸、烘、拔、蒸等。

18世纪下半叶，一批才华横溢的学者医家南下岭南地区，如康熙年间进士惠士奇、道光年间举人陈沣、著名骨伤科名家管镇乾等。而岭南本地亦崛起了一大批立志革新的仁人志士。在与中原医学、海外医学文化的交流中，岭南医家不仅继承发

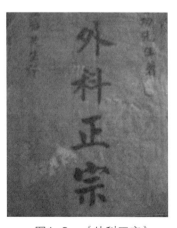

图1-2　《外科正宗》

展了我国传统的中医药学，而且还善于吸收外来医学的长处，创造出具有地方特色的岭南医药文化。近代以来，通过广州等港口，西洋医学大量传入我国，而岭南人对待西洋医学的冲击所采取的态度令人惊叹。首先，以邱熺推行并用中医理论解释英国医生琴纳所发明的牛痘术为开端，岭南出现了一批致力于中西汇通的有志医家。广东新会的陈定泰在其《医谈传真》中，系统地引用了西医解剖知识。其孙陈珍阁在比较了中医与西医的人体脏腑结构图的基础上，为求其确，于1886年远涉南洋新加坡英国皇家大医院考察3年，把人体解剖学放在了学医的首位，并在其著作《医纲总枢》中大量引用了西医对临床疾病的认识，中西医理互参。南海佛山的朱沛文同样"兼谈华洋医书，并往洋医院亲验真形脏腑"，从生理、病理、临证等多个方面对中西医学进行比较研究。而对于中西医之取舍，他主张各有是非，不能偏颇，有宜从华者，有宜从洋者，胸襟十分开阔。这些岭南名家朴素的解剖外科理念为后期岭南疡科流派的成熟发展奠定了基础。岭南疡科流派对中原医学和海外医学的吸收甚多，这与后期黄耀燊提倡"不拘一格、不偏一地、团结西医、勇于创新"的理念一脉相承，也体现出岭南医学重视吸收新知，以及兼容开放的多元性。

近代岭南医家人才辈出，中医教育也初步发展，黄耀燊是岭南疡科流派的代表人物，他与邓铁涛、罗元恺、梁乃津并称为近代岭南四大名医。黄耀燊是家传派与学院派相结合的典型代表，其学术特色延续了明清正宗派的理念，并发扬岭南开放包容的作风，吸纳中原医学、海派医学的长处，形成了独特的岭南疡科风格。黄耀燊家学渊源深厚，其父黄汉荣是广州地区负有盛名的中医伤寒派医家，又是骨伤科专家。他从小立志从医，15岁即进入广东中医药专门学校（现为广州中医药大学）学习，当时他的老师有刘赤选、梁翰芬、陈任枚、卢朋著等。刘赤选是温病学家、中医教育家，25岁经检核合格成为注册中医师，在广州西关十八甫开设诊所，善治发热病、咳嗽症。从20世纪30年代起任广东中医专门学校温病学教师，主张分温病为四类：温热、燥热、风温、湿温，另又有四夹：夹痰水、夹食滞、夹气郁、夹血瘀，认为南方温病，由里达表，兼夹证多，故清气、清营、凉血，切勿忘记渗利痰水湿浊，著作有《温病学讲义》《刘赤选医案医话选》《临床实用伤寒论》等。陈任枚是岭南温病学派的先驱，时任广东中医药专门学校的校长，民国初年设医寓广州龙津西路，名曰"陈敬慎堂"。每日接诊患者以发热染疫病证为多，认为叶天士《三时伏气外感篇》伏气说确有临床依据，并总结出岭南温病之特点，多是疲劳不慎，热气熏蒸，积而暴发，一起即见气分高热，甚至气营两燔、血分证候，认为治宜清气透营两解之法。黄耀燊受两位老师影响，亦多使用温病学中的卫气营血辨证及岭南祛湿热之法来解决外科问题，尤其是对疮疡、急腹症的处理，疗效甚佳。卢朋著不仅是岭南名医，更是优秀的中医教育家，主编讲义《医学通论》《医学常识》等8种，深受学生好评。梁翰芬擅长舌诊脉诊，视其为危重患者的重要诊察手段。黄耀燊后期在急腹症及许多外科危急重症如破伤风、蛇咬伤等临证中十分重视舌脉的变化，其临证思路师从梁翰芬先生，青出于蓝而胜于蓝。图1-3为黄耀燊与广州中医学院（现广州中医药大学）老师们的合影。

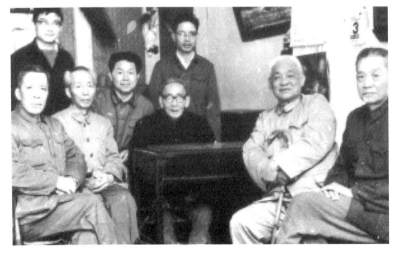

图1-3　著名温病学家刘赤选教授（左前四）八十寿诞时，名老中医李
仲守（右一）、钟耀奎（右二）、罗元恺（左前一）、
黄耀燊（左前二）等向其祝寿

第二节　岭南疡科流派的代表性传承人

一、岭南名医黄耀燊

　　黄耀燊，广东省南海里水大石沥美村人，是著名中医临床大家，尤擅外科杂症，医术精湛，医德高尚，曾在西关梯云东路开设医馆行医。1934年至1937年，他在乐从墟同仁医院任职；1951年起先后担任广东中医院副院长，广州维新联合诊所所长。1956年广州中医学院成立，即调该院任教，历任教研室主任、附属医院院长、顾问等职。曾任第六、第七、第八届全国政协委员，广东省政协副主席，中华全国中医学会理事，中华全国中医学会广东分会外科学会主任委员，中国中西医结合研究会广东分会顾问等职（见图1-4）。

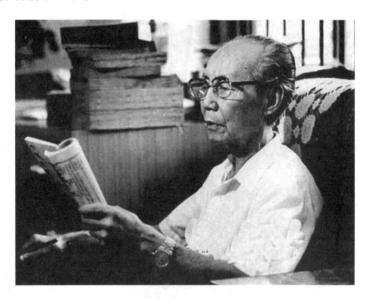

图1-4　黄耀燊教授

　　唐代大医孙思邈在他的《大医精诚》中描述道，"若有疾厄来求救者，不得问其贵贱贫富，长幼妍蚩，怨亲善友，华夷愚智，普同一等""不得瞻前顾后，自虑吉凶，护惜身命"。黄耀燊正是这一理论的践行者。他经常告诫学生，作为一个医生，技术固然重要，但更重要的是医德，要同情患者，体贴患者，才能赢得患者的信任。黄耀燊在早年个体行医时，就经常赠医送药给无钱求医的患者。他女儿黄燕娴回忆："四十多年前，父亲白天在医院上班，附近的农民一般晚上到家里来找父亲看病，不夸张地说那些农民常常是脚上的牛屎还没洗干净就过来了，但父亲总是很有耐心地接待他们。当时我们住在广州西关宝华路，夏天天气很热，晚上家里常常有七八位患者在等父亲，六点左右的时候，父亲从医院回到家里，母亲就让我们几个小孩子拿着葵扇远远地给父亲扇风，她自己则早就准备好水和毛巾给父亲擦手、擦脸。然后，父亲饭也没吃就开诊了。"

　　黄耀燊早年曾在越南一带行医，由于医术超群，闻名海内外，曾数次被邀去东南亚行医，很多海外华侨也来找他看病。他晚年身兼医教研及行政等多方面工作，且身患数疾，但对求医者，仍是来者不拒，一视同仁。他不仅是一位中医界的著名学者，而且是一位为人耿直，作风正派，热爱社会主义祖国，关心国家大事和人民群众疾苦的社会活动家。他多次利用出国行医的机会，宣传中国对外开放的政策，结识了一批同行和知名人士，同时以精湛的医术，赢得广泛赞誉，为扩大中医的影响做了许多有益的工作。黄耀燊在诊病过程中了解到，许多中小学老师由于工作太忙，没有时间到医院排队挂号看病，他呼吁各医院应该为就近的中小学老师优先看病，并每年为他们免费体检。这一倡议得到卫生部门的大力支持。晚年他不顾年迈体弱，作为中国农工民主党地方领导，多次带头组织广州地区农工民主党中的医学专家送医送药，为革命老区人民服务。

　　20世纪80年代，黄耀燊研制的"骨仙片"转让给广州市第三制药厂，投产后药厂给他送来了近10万元的专利费，他分文未取，将钱悉数上交医院，提出为每位教职工缝制一套西服。他说："能用这些钱去改善一下教职工的生活和工作条件，我心里就舒坦多了。"其时，他一个月工资不过200多元，平时出门为省车费还舍不得坐车。他育有三儿四女，其妻子和儿女是在看到报纸的报道后才知道他把专利费全捐了，但都支持他的决定。黄耀燊的子女们继承了父亲的高尚品德，知道为国家培养出更多的中医药后继人才乃父亲的毕生夙愿，2010年他们将黄耀燊遗留的1267册图书全数无偿捐赠给广州中医药大学图书馆，使其化私为公，继续服务社会，为培养人才发挥作用，这种无私的行为正是黄耀燊一生高风亮节的具体表现（见图1-5）。

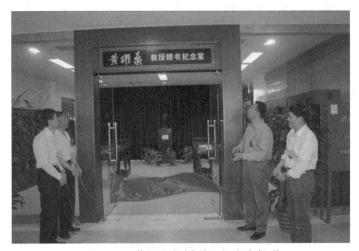

图1-5　黄耀燊教授赠书纪念室揭幕

　　黄耀燊作为现代中医发展史上的泰斗人物，一生与中医在中国的发展紧密相连。他治学严谨，熟读精思，在学习中，不偏一家，团结西医，博采众长，着力探索，力求创新。他是一位学验俱丰的中医临床家，精通外、内、儿各科，尤其擅长外科，对诸多疾患，持有独特见解，疗效突出。他耐心诊察疾病，严密分析，且谦虚谨慎，实事求是。他在中医药科研领域建树极多，曾承担多项国家和省重点科研项目，如对毒蛇咬伤、破伤风、急腹症等都有大量的临床研究，并取得显著成就，获得全国科技大奖。对一些疑难病症，如红斑狼疮、皮肌炎、硬皮病等都有丰富的治疗经验，还主编了《外科学》《中国医学百科全书：中医外科学》《中医外科学》等教材。他研究创制的中成药"骨仙片""舒胆胶囊""双柏散"至今仍广泛应用于临床。

　　在对疮疡的治疗方面，他善于视病证处方遣药，灵活运用消、托、补三大法则，力求速效。例如，有一疗疮走黄的中年男性患者，初起面生小疮，搔破挤压后，即恶寒不适，前医治疗无效，转请黄耀燊诊治。其时见患者面目浮肿，疮虽小而痛剧，且疮顶黑陷，周围皮肤瘀黯，按之稍硬，畏寒已罢而壮热烦渴，汗出，神志不清，大便秘结，小便短赤。黄耀燊诊察后认为，本例疔疮走黄是因火毒炽盛，外表虽见面部小疮，实则形小根深热重，热毒传入血分，内攻脏腑，发展为走黄，属里实证，由于搔破挤压而诱发。前医按内科外感论治，投以解表清热之剂，未能控制。其实，患者恶寒为阳胜夺阴之寒，非外感之恶寒。随治以凉血清热解毒法，用犀角地黄汤加味。服两剂后患者热退神清，疮敛；再数剂善后，痊愈。经过反复实践，他就内外科辨证之别，用药之异，总结出以下3点：①解表药：内科病常以恶寒为表证，用解表药物取效；外科疮疡初起，虽用表散之药，但其目的不在于发汗，而在于疏通经络以达到消肿散结的效果。②血分药：外科疔疮走黄与血分有关。在治法上除用清热解毒药外，需兼用活血、凉血药，使其消散。但内科表证，常忌血分药。此为两者用药之根本不同。③药量：外科与内科亦异，外科一般药量较重，否则不能祛除病邪。

　　黄耀燊从治疗急性阑尾炎的实践中体会到，急腹症是六腑的病变，舌苔能反映出病邪的深浅，病情的轻重，尤其是急性阑尾炎患者的舌苔变化，可反映出治疗效果及病情的预后。他总结出"舌苔一日未净，邪热一日未清"的规律，并指出即使患者的自觉症状消失，只要舌苔不净，便极易复发，因此治疗必须彻底。尤其对一些难化的湿滞黏腻之邪，不能过早停药，可在清热解毒、活血化瘀、通里攻下的药物中适当佐以芳香化湿之品。急性阑尾炎病变的后期，临床上常可触及一些难以消散的包块。黄耀燊认为，这是本病初病在腑，久病入络之故。据此，他提出久则通络的治疗原则，在清热解毒的方药中选用有较强活血散瘀、软坚散结作用的药物，使难于消散的条索状硬结，渐渐吸收。

　　对胆道系统感染和胆石症的诊治，他反复研究了《伤寒论》《金匮要略》《外台秘要》诸书中治疗黄疸的论述，并通过多年临床实践，确认茵陈、大黄、栀子、黄柏、芒硝等为治黄要药。而本病常见寒热往来，大便秘结，为少阳、阳明俱病，故选用表里双解的大柴胡汤与上述药物配伍，分型论治，每获良效。一女青年患胆囊炎、胆石症5年，反复发作。本次发作右上腹肌紧张，胆囊区有明显的压痛及反跳痛，口苦、口渴、尿少黄浊、大便6天未解，诊断为湿热型胆石症，给服湿热型胆石汤。第二天腹痛加剧，全腹硬满，高热不退，烦躁，寒战，全身晦黄，尿色如茶。此时患者已转入脓毒型，改投脓毒型胆石汤，药后24小时，大便通下，腹痛减轻。一周内郁湿化热症状相继改善，并先后从大便排出指头大小之结石5颗，最大者为2.2cm×1.5cm×1.3cm，后改用瘀滞胆石汤调治痊愈。黄耀燊认为，本病大多属里实热证，应以通为用。

他对危重症及疑难病的医治亦具有丰富的经验。早在抗日战争期间，黄耀燊就曾不顾个人安危，只身深入广州霍乱流行地区，对患者进行抢救。当时他根据患者严重脱水、神情淡漠、四肢厥逆、脉微欲绝等表现，鼓励患者大量饮用盐开水，并予四逆汤。病情危急者，嘱患者一边煮药一边喝药，不必待药煮好再喝。他这一治疗方法与当今大量静脉输入生理盐水或口服补液抗休克的疗法是完全一致的。经他治疗，许多危重患者得救，一时传为佳话。1976年夏，一被银环蛇咬伤的男青年，昏迷11天，停止自主呼吸30天，不能进食，极度消瘦虚弱，并曾一度出现呼吸和泌尿系统的霉菌感染。虽采取许多救治措施而不见显效。黄耀燊应约会诊，他果断地应用大量藿香、葫芦茶等芳香化湿、辟秽化浊之品，使感染得到控制。后来，患者又出现肉眼血尿，黄耀燊分析认为，血尿与应用抗生素有关，于是果断停用，全用利尿通淋、凉血止血的中药治疗。仅3天，血尿停止。继续用中药调理，终于把患者从死亡线上抢救回来。中山医学院有一位西医教授患肠梗阻，刚开始用手术治疗没有好转，再次进行大会诊确认为麻痹性肠梗阻，非手术适应证。后来请黄耀燊治疗，他看过患者，认为手术打击，患者元气大伤，病情已由初起的里实热证转化为虚寒里实证，若再投苦寒通里药，必致病情恶化。辨证认为与《金匮要略》所言"心胸中大寒痛，呕不能食，腹中寒，上冲皮起，出见有头足，上下痛而不可触近，大建中汤主之"症相符合，取温中补虚之法，予以"大建中汤"，患者也因此得救。以上不过是黄耀燊治疗急危重症的部分案例。

1993年黄耀燊因胃癌去世，雕塑家潘鹤赠予他的人头雕塑像，被收入广州中医学院。他严以律己、宽以待人，在中医教学、医疗、科研的园地里辛勤耕耘50余载，为岭南疡科的发展倾注了毕生心血，西去之后，仍守护在校园之内，这或许是最好的归宿。

（本篇参考现存黄耀燊教授公开发表的论文及《岭南中医外科名家黄耀燊》一书整理）

二、广东省名中医蔡炳勤

蔡炳勤是广东汕头澄海人，1939年10月生，1958—1964年就读于广州中医学院中医专业，1964年蔡炳勤从广州中医学院毕业后到广东省中医院工作，他跟随黄耀燊、谢权基、张景述学习，开始了岭南疡科之旅。现今蔡炳勤年逾八旬，历任外科主任、大外科主任、外科教研室主任等职，为广东省中医院教授、主任医师、博士生导师、中医外科学术带头人，广东省名中医，中西医结合外科专家，第三、第四批全国老中医专家学术经验继承工作指导老师，2012年国家级名医工作室带头人。他是继黄耀燊之后有名的岭南疡科专家，是岭南疡科流派如今的中坚力量，为岭南疡科流派的发展贡献了五十余年的心血。见图1-6。

蔡炳勤治学严谨，作风朴实。主张"谈书宜涩不宜滑，治病宜拙不宜巧。"学术上延续黄耀燊"内外并重，外治求祛邪不伤正，内治重邪去更扶正"，追求"由博而约，与时俱进"，教导弟子"继承不泥古、创新不离

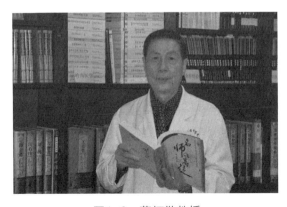

图1-6　蔡炳勤教授

宗"，充分体现了岭南疡科海纳百川、开放包容的鲜明特色及广阔胸怀。

蔡炳勤对岭南疡科的认识，是自1963年在潮州市中医院实习时开始的，该院外科翁老先生自行配制膏丹丸散数十种外用制剂，结合简单的内服中药，治愈了不少疑难杂症。尤其用蜂房、牛粪煅灰治疗面部疗疮重症，疗效显著，享誉四方。求医者慕名而至，每天门庭若市。当患者痊愈而笑时，蔡炳勤从中领略了行医治病的快乐，也感悟到中医外用药的神奇。外治法是中医外科的一大特色，也是区别内科之所在。发展中医外科，务必突出外治。

1969年，一名邮电工人患脉管炎，左足坏疽感染，多家医院建议截肢。该患者怀着一线希望来到广东省中医院就医，当时借鉴广东五华县民间用毛冬青治病的经验，以毛冬青炖猪蹄汤口服，并以毛冬青煎水外洗创面，结合本院制剂生肌膏外敷。为减少毛冬青异地产药的差异性，蔡炳勤特意抽周末休息时间亲赴五华县购买毛冬青。经过两个月的精心治疗，患者肢体奇迹般痊愈，并重返工作岗位，此事震惊四方。在黄耀燊、谢权基等老师带领下，蔡炳勤在20世纪五六十年代开展破伤风、脱疽病的临床研究，并于1969年成立了广东省中医院最早的专科——脉管炎专科。因疗效显著，曾被《人民日报》报道，全国求医者众，许多东北、西部地区的患者不远千里来广州求医，专科门诊影响辐射全国。1971年蔡炳勤总结了临床治疗41例脉管炎的经验参加全国治疗周围血管病的经验交流大会，并参与编写了《血栓闭塞性脉管炎防治手册》一书。随着救治患者的增多，适应证范围扩大，为满足患者需求，开展了一系列毛冬青剂型的改革，制作成毛冬青片剂、糖浆、冲剂，毛冬青甲素注射液，广泛应用于临床，并逐渐拓展应用到广东省中医院妇科、肾科。现今广东省中医院血管病专科已有50余年历史，多年的学术积累，逐步总结出糖尿病足、动脉硬化闭塞症、血栓闭塞性脉管炎、慢性臁疮等多种传统疡科病的优势诊疗方案，仍在临床推广使用。

蔡炳勤提出了周围血管疾病"因虚致瘀"的观点。在这一理论指导下，认为糖尿病足属"热瘀证"，动脉硬化闭塞症属"痰瘀证"，血栓闭塞性脉管炎属"虚瘀证"，静脉性疾病属"湿瘀证"，变应性血管炎属"毒瘀证"，并针对各种周围血管病的不同病机采用不同的内外治处理，临床取得较好的效果。他从20世纪90年代初开始根据糖尿病足肌腱感染坏死是导致截肢的重要环节这一临床特点，提出早期"纵深切开、通畅引流、持续灌洗"的局部处理原则。根据糖尿病足坏疽多合并真菌等复合感染的特点，创用渴疽洗方，泡洗患部，达到清洗伤口，抑菌消炎，改善血运，消肿止痛的目的。并带领外科团队从事祛腐生肌膏治疗糖尿病足及慢性溃疡的临床与实验研究，积极改良祛腐生肌膏制剂工艺，其创立的祛腐生肌系列疗法治疗糖尿病足，可明显降低糖尿病足的截肢率。

当岭南疡科发展受制于子专科独立、外用药匮乏之时，蔡炳勤循正宗派之理，沿黄耀燊"内外并举，尤重外治；内治之理，尤重托法"的特色，强调疡科的发展必须端正"中医手术观"，以中医思维看待手术，将手术看作中医外治法的一种，认为手术是疡科扶正祛邪的一种主要手段。从历代疡科的发展来看，都十分重视外科手术的技术。他认为在中医理论指导下，积极采用微创、刮吸解剖、腔镜等先进技术祛邪，能尽可能地减少组织的损伤，即"祛邪不伤正或少伤正"，而术后处理则需充分发挥中医特色，追求"邪去更扶正"，创新性提出"术后虚劳证""术后应激证"等源于经典而又富含时代特色的新概念，并从中医的脏腑辨证、气血辨证追寻其辨证规律，探讨四逆散、升阳益胃汤、半夏泻心汤等经典方剂的新用，得到业内同仁的肯定。尤其是对外科术后发热、呕逆、便秘、咳嗽等诸症的中医辨证积累了丰富的临床经验。见图1-7。

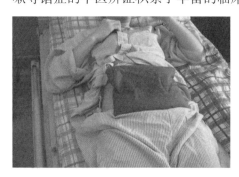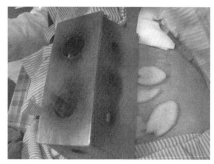

图1-7 吴茱萸外熨、艾灸腹部以促进外科术后胃肠功能恢复

三、岭南疡科流派薪火相传

在黄耀燊、蔡炳勤的带领下，广东省中医院大外科亦涌现出了如陈志强、谭志健、王树声、黄学阳等知名的专家教授，在泌尿疾病、肝胆疾病、血管疾病等方面各有建树。王树声、黄学阳为岭南疡科流派当代的主要学术传承人。

王树声，男，1961年6月出生，为全国第三批名老中医学术继承人，师从蔡炳勤，广东省中医院名中医，现为广东省"十一五"重点专科（广东省中医院）泌尿外科主任、学科带头人，中国中西医结合华南泌尿系结石基地负责人。第五届中国中西医结合学会泌尿外科专业委员会候任主任委员，中华医学会泌尿外科学分会结石学组委员，国际尿石症联盟理事，广东省中西医结合学会泌尿外科专业委员会主任委员，广东省中医药学会男性学专业委员会副主任委员，广东省医学会男科分会副主任委员，广东省抗癌学会泌尿生殖系肿瘤专业委员会顾问及副主任委员，广东省医学会泌尿外科分会泌尿系结石学组副组长等。广东省医学会泌尿外科分会泌尿系结石学组第二届金锤奖获得者。

王树声1984年参加工作，坚守中医外科医教研一线工作近40年，主攻泌尿生殖系疾病，擅长用腔镜及微创手术和中西医结合方法治疗复杂的泌尿系结石、前列腺、泌尿生殖系肿瘤、男科等疑难疾病，特别是在经皮肾镜取石术、腹腔镜手术方面有较深造诣。带领专科开展泌尿外科所有手术，微创手术率达95%以上，包括腹腔镜手术及腔内手术。他独创的"两点一角体表定位法"经皮肾镜取石术，达到国内先进水平，还连续3年举办了3次中华医学会泌尿外科分会尿石联盟上尿路结石微创技术学习班。2015年率先在国际上开展负压组合镜治疗上尿路结石，多次受邀在全国及各省级年会上进行手术演示，得到国内外同行的高度评价，并于2016年获得《软性输尿管镜术中国专家共识》推荐。作为副主编编写《男科专病中医临床诊治》《蔡炳勤外科学术经验集》《中西医结合外科学》等专著3本，发表专业论文20余篇，培养硕士研究生30余名。

作为国家级名老中医学术继承人，王树声教授对于泌尿外科术后的中医康复治疗及慢性前列腺炎、男性少弱精子症等病的中医辨证治疗具有丰富的经验。他学习蔡炳勤围手术期"祛邪不伤正或少伤正"的指导思想，认为泌尿微创手术是中医外科祛邪的外治手段之一，应以中医"扶正祛邪"的理念为指导，"谨察阴阳所在而调之"，辨证看待，以扶正达到祛邪，或以祛邪达到扶正，或并兼施，使机体达到"阴平阳秘"的状态。若外科手术导致过分祛邪，则邪去正伤，患者反而病情加重。对于泌尿系结石，应尽可能选择创伤较少的术式达到最好的清石效果，据患者正气盛衰而有所侧重。他提出石淋发病在于本虚标实，肾虚为本，湿热为标，病久则易致瘀、致虚，急性期石淋当以补肾清热利湿为法。经皮肾镜取石术后结石残留者，无任何症状，属于静止期结石，可让结石与人体和平共处，并非一定要清热通淋，以致损伤正气，应从脾肾论治，倡导通淋固本法，攻补兼施。他创新性提出针对术后患者体质变化进行中医辨证论治，预防结石增多变大，使内镜治疗术后残余结石排除率提高。并主持了"中医体质的分型及体质与泌尿系结石发生因素的相关性"研究，探讨中医体质与泌尿系结石发生发展的内在关系和规律。

黄学阳，1968年6月生，是第三批全国老中医药专家学术经验继承工作继承人，师承国医大师陆广莘教授，现为广东省中医院甲状腺、血管外科主任，中医外科学（周围血管专业）硕士研究生导师，中国中西医结合周围血管病专业委员会副主任委员。

黄学阳致力于周围血管病的研究，在蔡炳勤提出动脉硬化闭塞症属于"痰瘀证"的基础上，提出动脉硬化闭塞症与"肝郁"亦有密切关系。肝主藏血和主疏泄，是调畅全身气机、推动气血和津液运行的一个主要环节，郁则"不通"，从而出现气滞、血瘀、痰凝等表现。由此，他进行"疏肝活血法对下肢缺血模型大鼠血管内皮祖细胞影响的实验研究"，临床积极使用中医药预防介入术后血管再狭窄，辨证运用疏肝法治疗下肢缺血性疾病，取得良好疗效。除此之外，黄学阳认为"症之初，必因寒"，"寒"在动脉硬化闭塞症发病之初起重要作用，在下肢缺血性疾病的发展过程中，可出现夹寒、夹湿、热毒伤阴等。适当使用温阳法可有效减轻下肢缺血性疾病的不适症状，并倡导内外结合的综合治疗。患肢坏疽时，局部处理以蚕食清创为主，可酌情使用广东省中医院的院内制剂生肌膏祛腐生肌；对于溃疡经久不愈，并感染者，可用中药熏洗，配合黄连溶液湿敷。黄学阳还擅长各种甲状腺常见病、疑难病疾病的诊疗，发现巨大甲状腺肿术后留置气管插管，可有效预防气管软化所致的术后气管塌陷，可避免术后患者气管切开的痛苦，促进患者快速康复。对甲状腺围手术期的中医药辨证积累了丰富的经验，对于甲状腺围手术期咳嗽、发热、声嘶、呃逆均有其独到的中医辨治思路。

王建春在继承蔡炳勤学术思想的基础上，对脱疽病有着全面的认识，在糖尿病足方面提出分三期辨证治疗的原则。

广州市中医院的周毅平跟师蔡炳勤学习后，在糖尿病足的处理上提出清创、祛腐生肌、长皮三环紧扣的"序贯疗法"，认为外治如同内治，序贯疗法先后治以直开泻毒、祛腐拔毒、生肌长肉、敛疮收口，充分发挥了疡科的外治特色，拓展了流派的学术影响。

何军明是蔡炳勤的学术继承人之一，擅长肝胆、胰腺疾病诊疗，他进一步发扬蔡炳勤"通腑泻浊逐水"法治疗重症急性胰腺炎，形成"因势利导、分期论治"重症胰腺炎的辨证特色，积极推进内外结合处理急性重症胰腺炎，并在谭志健带领下，使得全国首家胰腺微创诊疗中心在广东省中医院挂牌，代表广东省中医院肝胆胰专科处于国内领先水平，享誉省内外。

如今，岭南疡科流派在蔡炳勤、陈志强、谭志健、王树声、黄学阳等的带领下，通过举办学术会议、撰写论文、培养硕博士研究生、培训院外进修医生、实习带教等多种方式扩大流派影响。岭南疡科推崇正宗派内外并举的原则，认为"祛邪不伤正为外治之要，邪去更扶正为内治之宗"，勇于吸纳各种先进的手术技术，积极发扬传统的清创引流、中药外洗、灌肠等疗法，配合传统药膏外用，并结合腹针、水针、雷火灸、砭石针、耳穴等外治手段，使得疡科外治手段丰富多彩，吸引了业内许多外治专家来粤进行学术推广和交流。

第三节　岭南疡科流派的核心学术思想

一、学术渊源——正宗派推崇"内外并举，外重手术，内重脾胃"

岭南疡科流派的学术思想秉承明清正宗派理念，陈实功为正宗派代表人物。他少年时期即开始习医，师从著名文学家、医学家李沦溟，认为："医之别内外也，治外较难于治内。何者？内之证或不及于其外，外之证则必根于其内。"著《外科正宗》一书，该书从疾病的根源、诊断到外科上常见的大部分疾病，从各家病因病理学说到临床症状和特点，以及各种病症的治疗方法，手术的适应证、禁忌证等，从各种疾病的症状到药剂的组成，都做了详细的论述，治疗方法上采取内治或内治外治相结合的方法，在外科手术治疗上，尤为突出。陈实功主张"开户逐贼，使毒外出为第一"，外部手术与内服中药相结合，如对息肉摘除、气管的缝合等。内治处理重视脾胃，外科之症更重视气血辨证，脾胃为气血生化之源，强调"外科尤以调理脾胃为要"，尤其重视饮食调理。

二、继承发展——黄耀燊"内外并举，尤重外治；内治之理，尤重托法"

黄耀燊广泛学习，既向岭南温病、脾胃大家学习气血、脏腑、六气辨证之理，亦学习海派医学之长，重视解剖及病因病理，努力探索，追求创新。在对疮疡的治疗方面，灵活运用消、托、补三大法则，尤重托法，来治疗疮疡重症。在开展急腹症治疗的研究中，认识到舌苔可反映病邪的深浅及轻重，总结出"舌苔一日未净，邪热一日未清"的规律，对一些难化的湿滞黏腻之邪，从卫气营血湿温辨证的角度出发，在清热解毒、活血化瘀、通里攻下的药物中适当佐以芳香化湿之品。对于危重病，不可过用寒凉通下法，重视"内托补法"，强调温通法的作用。对胆道系统感染和胆石症的诊治，从内科经典出发，以表里双解之大柴胡汤配伍泻下通腑之品使得"黄"从下解，并随证加减，分型论治。外治方面，重视"扶正祛邪"，积极导邪外出，不断探索清创、逐邪之术。

三、承古启今，与时俱进——蔡炳勤"内外并举，祛邪不伤正为外治之要，邪去更扶正为内治之宗"

蔡炳勤认为岭南疡科应以外治法为特色，但"祛邪不伤正"才是外治的核心。他在周围血管病中根据缺血性伤口的特点，提出"因虚致瘀"的学术观点，主张补虚治疗周围血管病。根据糖尿病足肌腱感染坏死这一临床特点，提出早期"纵深切开、通畅引流、持续灌洗"的局部处理原则。通过"内外结合"，使得无数糖尿病患者的"保肢梦"得以实现，享誉业内。同时，他认为外科手术自古就是疡科"扶正祛邪"的一种手段，认为微创技术、刮吸解剖术同针灸、清创术一样都是提高中医祛邪能力的办法。在中医理念指导下，各种外治技术应力求"祛邪不伤正"，不可为手术而手术，更应从中医"整体观念"出发，因人制宜，选择恰当合适的手术方案及手术时机，才能体现疡科"祛邪不伤正"的内涵。

同时更强调"功夫在刀外"，外治手术仅是局部处理手段，外科术后更应重视"邪去更扶正"的内治之法。他从外科临床实际出发，提出"术后应激证"的概念，即手术激发人体的应激反应，引起人体汗出异常、睡眠障碍、情志改变、胃肠功能障碍等一系列症候，并创立"应激而汗，论治从肝""眠不安，治从肝"等一系列论证理念，主张应用四逆散、柴胡类方解决术后应激证，促进患者快速康复。对于大手术后或多种手术并发症打击的患者，他提出"术后虚劳证"的概念，并确立"调肝""健脾""扶阳""通三焦"的治则来减轻术后疲劳，促进康复。对于外科术后胃肠功能障碍的患者，他提出"治中焦如衡，治中焦以运"，以温运、疏运、健运、透运等多种治法辨证处理。对于外科术后呕逆、发热、便秘、咳嗽都有其独特的论治经验。他认为随着现代科学技术的进步，外科患者住院时间将越来越短，外科术后"邪去更扶正"，患者术后的康复、调理将使得岭南疡科流派的发展具有更广阔的空间。

四、专项突破，桃李争妍

广东是岭南地区的核心地域，传统中医药以独特的作用深得人们的信赖，一直呈现生机勃勃的局面，具有广泛的群众基础。20世纪80年代以来，广东又一次以其特殊的政治地位和优越的地理环境，站在了改革开放的前沿。随着交通便利、信息丰富优势的增强，文化交流的增多，岭南疡科流派抓住改革发展的契机，逐步建立起了内外学术交流的网络，不断引进境外的先进医疗技术，同时亦促进了中医走向世界。

广东省中医院发扬岭南人敢为天下先的创新精神，引进人才，创建心脏外科，将疮疡范围从体表向体腔延伸。谭志健、王树声、黄学阳等跟随蔡炳勤教授多年，在"中医手术观"指导下，将手术看作外治法的一种，在"祛邪不伤正"的理念指导下，泌尿外科腔内微创技术、胃肠肝胆外科腔镜技术蓬勃开展，随着刮吸解剖技术的引进，无血切肝技术在广东省中医院也成为现实。与此同时，"邪去更扶正"强调外科术后中医治疗的成就与特色。追求术后治疗乃是中医治疗之本，积极开展围手术期中医药的应用，使得围手术期研究基地在广东省中医院落成。肝胆、胰腺、泌尿、血管、胃肠等各个专科齐头并进，专项突破，努力向前。

（书稿整理：刘明　　指导：蔡炳勤）

第二章 黄耀燊学术思想简述及医案赏析

第一节 疮疡病分期论治，尤重补托

中医外科治疗疮疡病，依据疾病的发生发展过程，按照疮疡初起、成脓、溃后三个不同发展阶段（即初起为邪毒蕴结、经络阻塞、气血凝滞；成脓期为瘀久化热，肉腐成脓；溃后则为脓毒外泄、正气耗损），确立消、托、补三个总的治疗原则。黄耀燊认为，疮疡病的中医辨治必须分期，早期可根据证情轻重加减，但药量需大，方可效专力宏；中后期托法尤其具有外科特色，具有重要的临床意义。

一、疮疡早期，药专效宏

疮疡病早期，现在很多医家都使用抗生素，使得传统中医外科治疗疮疡病的优势减弱。但随着人类所面临的细菌、病毒等微生物的变异，人类发现抗感染药物的研制速度常常赶不上微生物变异繁殖的速度。在许多病原微生物面前，现代医学也束手无策，而传统中医药则独具优势。正如在广东省人民对抗SARS病毒的战役中，中医药发挥了重要的作用。黄耀燊行医的数十年，中国经济并不像现在这样发达，并没有那么多的抗生素。他应用中医药治疗疮疡病、体内感染性疾病都有比较好的效果。而且根据病情选用药物，尤其是药物用量，独具特色，效果显著，不亚于现代的抗感染药物，值得后辈们学习总结。

黄耀燊认为早期疮疡，可从气血凝滞，经络阻塞，热盛肉腐辨证，遵循中医外科消法的辨证思路，予以五味消毒饮和仙方活命饮加减。但重症的疔疮走黄，因火毒炽盛，热毒迅速传入血分，内攻脏腑，呈现恶寒高热、甚至神昏等危重表现时，若用内科之解表发散退热的药物，反而会延误病情，因为此证已经是热入营血，一定要用清热解毒、凉血祛瘀之品。他在治疗早期疮疡时，常用凉血祛瘀之品，如生地黄、赤芍、牡丹皮、桃仁、红花、乳香、没药、姜黄、莪术等，促进痈疽消散。若仅用清热解毒药，临床每见疮疡肿势虽敛，红热消失，但其硬结经久不散，此因未用活血散瘀药所致，故治疗常不彻底。且临床选药一般不宜过多，不超过12味，但药量宜重，否则不能祛除病邪，如水牛角、金银花、野菊花、紫花地丁等常用30g甚至以上。他认为外科出现恶寒，虽是表证，但实际上正邪斗争十分剧烈，病势发展迅速，不能等同于内科恶寒的表证论治。对于外科初起的疮疡之证，辨证准确后，大胆用药。据黄耀燊女儿黄燕莊女士回忆，当时药房拿到黄耀燊所开药方，一般都会二次确认，因为个别药物药量确实偏大。

另外，黄耀燊还提出，外科疮疡初起虽用防风、荆芥、白芷等解表药，但其目的不在于发汗，而在于疏通经络以达到消肿散结的效果。如只用解表发汗剂，每每汗出而热不解，如过汗伤津，则热愈炽。他还主张，选好引经药，可增强疗效。手太阳经用黄柏、藁本；足太阳经用羌活、防风；手阳明经用升麻、黄芩、葛根；足阳明经用天花粉、石膏、升麻；手少阳经用柴胡；足少阳经用柴胡、青皮；手太阴经用升麻、白芷、麻黄；足太阴经用升麻、苍术；手厥阴经用石菖蒲、牡丹皮；足厥阴经用柴胡、青皮、川芎；手少阴经用黄连、连翘；足少阴经用知母、肉桂、独活等。

二、疮疡中后期，托法为上

中医外科对补托法早有认识，如我国第一部中医外科专著《刘涓子鬼遗方》中"治痈疽内虚，黄芪汤方"的论述就是运用补托法。黄芪是中医外科的圣药之一。明代申斗垣的《外科启玄》所说："托者，起也，上也"，提出了托法的定义。清代祁坤的《外科大成·内托法》说："托者，起也，已成之时，不能突起，亦难溃脓。或坚肿不赤，或不痛大痛，或得脓根散，或脓少脓清，或疮口不合者，皆气血虚也，主以大补，佐以活血祛毒之品，……是为内托也"，对托法的定义进行了补充。清代王维德的《外科证治全生集》说："脓之来必由气血，气血之化必由温也。"元代齐德之的《外科精义》提出："原夫疮肿之生，皆由阴阳不和，气血凝滞"，疮疡"经久不除，气血渐衰，肌寒肉冷，脓汁清稀，毒不出，疮口不合，或聚肿不赤，结核无脓，外证不明者，并宜托里"以达到"脓未成者，使脓早成；脓已溃者，使新肉早生"的目的，指出了托法的作用。《外科精义·托里法》所说："大抵托里之法，使疮无变坏之证。凡为疮医，不可一日无托里之药。"亦指出了托法的作用。其他医家则提出托法的重要性，如明代陈实功的《外科正宗》指出肿疡"焮肿发热，疼痛有时，脉来浮数无便秘者，宜药托之"。宋代陈自明的《外科精要》指出："凡为疮医，不可一日无托里之法，脓未成使脓早成，脓已成使新肉早生，气血虚者托里补之，阴阳不和者托里调之。"明代李梴的《医学入门》说："溃后气血大虚，惟恐毒陷，托里之法，一日不可缺也，……盖托里则气血壮而脾胃盛，脓秽自排，毒气自解，新肉自生，疮口自敛。"元代朱震亨的《丹溪心法》认为："内托之法，河间治肿于外，根盘不深，形证外表，其脉多浮，病在皮肉，外气盛则必侵于内，急须内托以救其里。"《外科精义》曰："如有气已结聚，不可论内消之法，宜用排脓托里之药。"

托法是用补益气血和透脓的药物，扶助正气、托毒外出，以免毒邪扩散和内陷的治疗法则，适用于疮疡病中期，即成脓期。托法是由补益药物与透托药物共同组合而成。补益药与透托药的轻重主次，决定着托法的分类。透托法与补托法系托法的两个分支，它们既有促使脓出毒泄的共同点，又有补益轻重不等之不同点。透托法以透为主，以补为次，主要适应

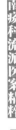

岭南疡科流派医案精粹

证为邪毒亢盛，而正虚不明显之邪盛阶段；补托法以补为主，以托为次，用于正气不足，不能托毒外达，疮形不起难溃，以及疮疡溃而正气不足，不能排毒于外，外溃不敛，虚多邪少者。黄耀燊认为，托法在疮疡中期的治疗作用十分重要，既可使脓疡溃脓泄毒，也可使脓毒移深就浅，更可使脓肿轻者消散，还可使脓肿早日成熟，早日溃破，尽快收口，可谓贯穿于疮疡病的整个疗程。

黄耀燊尤其擅长用托法，因为当年人们的生活条件差，往往正气不足，在年老体弱者、儿童的许多疮疡病论治中，黄耀燊常常使用黄芪、当归，以益气补血托毒，促进疮疡愈合。对于一些难治性蝼蛄疖的患者，黄耀燊待他们局部疮疡痊愈后，也常嘱咐他们服用六味地黄丸、补中益气丸等扶正固本的中成药，以巩固治疗效果。补托尤其擅长用黄芪。对于糖尿病、慢性病患者，更是常用黄芪，以扶正祛邪，托毒外出。

三、外科托补，应用广泛

黄耀燊认为托法是中医外科治疗的三大总则之一，中医外科疾病的辨治思维中，托法比消、补更为常用。许多外科体表或脏腑的感染性疾病都可以使用托法。

1. 外科难愈性感染性疾病

外科感染性疾病比较常见，有皮肤感染、皮下组织感染、肌肉感染、外伤性感染、内脏器官感染、手术后伤口感染、胸腹腔及脏器的感染、盆腔脏器及盆腔感染等。感染的病原体有各种细菌、真菌和病毒等。如果是早期感染，使用抗生素往往可以解决，对于复杂致病菌感染，尤其是耐药菌感染，临床多见低热、缠绵不愈，或真菌感染，使用抗感染药物效果不明显者，都可以考虑中医外科托补法，往往有意料之外的效果。

2. 肝脓肿

肝脓肿属于中医"肝痈、内痈"的范畴。早期多为热毒内壅，气滞血瘀痰结而成，中后期则气虚邪恋，缠绵难愈。黄耀燊认为早期脓肿虽成，但未发热，局部疼痛，无明显全身症状，治以清肝利胆、化痰利湿为主，可用柴胡清肝汤合金铃子散。中期局部脓肿已成，伴有高热不退，可以泻火解毒，佐以透脓，方用黄连解毒汤合大柴胡汤加减，同时需要外科手术进行脓肿引流，使得邪有出路。后期，正虚邪恋，久不收口，需要使用补托，以托里透脓散加减，同时伴有肝肾不足者用六味地黄汤，脾胃虚弱者用香砂六君子汤加减，并酌加鱼腥草、败酱草、黄柏等解毒之品。托里透脓散中当归、金银花、玄参等药物清热解毒、理气活血；白芷、浙贝母等药物清热化痰、消肿散结；皂角刺通行经络，是中医外科常用的溃坚排脓药物。现代临床上由于环境、土壤、气候、使用范围广等原因，许多植物的临床疗效已经大不如古时，但是虫类药因其特殊、价高、临床少用的特点，疗效仍可以保障，用药时不可忽视。

3. 慢性感染性溃疡

慢性感染性溃疡创面属中医"疮疡"的范畴，其创面苍白，根脚散漫，疮形平塌，脓水稀薄，难敛难收，乃正虚邪恋之证。正虚则不能抗邪，只有扶益正气，"正气存内，邪不可干"，才能托邪外出，疾病向愈。临床上，正气虚者，对应局部的病理变化可理解为组织的免疫能力、修复能力和营养能力差，而这些问题是和创面局部的血液供应、炎症变化、组织基础直接相关的。故而选用以黄芪为主的透托法可以扶正托毒，提高机体免疫力，修复创面组织，减轻局部炎症反应，促进伤口愈合。

4. 慢性缺血性溃疡

黄耀燊认为缺血性疾病，局部血运的改善是治疗关键。慢性缺血性溃疡，局部创面经过反复清创，多种药物浸渍，长期炎症影响，创面周围组织血运结构相当薄弱，毛细血管不充盈，或瘀滞不通，直接影响到局部营养供应，免疫力低下，毛细血管生长爬行速度慢，组织修复缓慢，创面溃口长期不愈，此乃气虚血瘀之证。气虚则不能行血，血虚则气不能行，气血两虚则瘀滞不通，正气不达。所以，他认为，要想创面愈合，扶益正气尤其重要，可以补气活血、和营化瘀为法。此时补气托毒之黄芪，一定要配伍活血通经药物一起用，并随证加减。黄耀燊临床上用托补法治疗股骨头坏死，经验丰富，常使用大剂量的黄芪、何首乌、菟丝子、续断、骨碎补等药物。股骨头坏死病程长，病位深，若疮口久不能愈，则说明邪气入里，已侵于皮肤、肌腠、经络或骨骼关节之中，与正常组织相混杂。由于正邪相杂，范围深广，药石不能攻伐，刀剪不能消灭，顽症难治，必要时需剪除，行股骨头置换手术。

5. 胆道术后调理

黄耀燊通过众多的临床实践，对胆石症的诊治也积累了深刻的认识。他认为胆性刚，喜疏泄，提出"胆病无补法，而是以通为补"的理论，即或久病或过服清利药物而致体虚者，责在脾胃，可以间服健脾益气之剂，但不能忘疏肝利胆的治疗原则，这一理论对指导临床具有十分重要的意义。他在临床上常遇到一些胆道感染或胆道术后的患者，见其面色萎黄或苍白，形体消瘦，乏力气短，胁肋隐痛，胃纳呆滞，大便溏薄，舌质淡胖、苔白而润，脉弦细等，可以疏肝利胆，健脾益气治之。常选用金钱草、柴胡、白芍、茵陈、黄芩、郁金、延胡索、姜黄、陈皮、枳壳、黄芪、人参、白术、茯苓等药物。血虚者加当归、何首乌；肝肾阴虚者加女贞子、墨旱莲；纳呆者加鸡内金、山楂、麦芽等。或以疏肝利胆的方药，与健脾益气化湿之品组合交替使用。黄耀燊对于慢性病患者，辨证非常灵活，常用柴胡疏肝散合金铃子散等方，配合四君子汤、参苓白术散等方，嘱患者交替服用，每获良效。

6. 关节退变、颈椎病的论治

黄耀燊认为骨质增生与人体肾气虚实有密切的关系。《素问·上古天真论》说："丈夫八岁，肾气实，发长齿更。……三八肾气平均，筋骨劲强。……五八肾气衰，发堕齿槁。"《素问·脉要精微论》又曰："腰者肾之府，转摇不能，肾将惫矣。"因此，骨质的变化是随着年龄的增长及肾气的盛衰而表现出来的。肾生髓主骨，肾气盛则骨骼坚实，筋肉强健，故治疗骨质增生，应以补肾益精为主，使肾气得以充盈，生髓益精，骨坚筋强，从而改善这类疾病的症状，控制病情的发展。

黄耀燊深研经典，吸取精华，结合实践，总结多年治疗颈椎综合征、肥大性脊椎炎、骨关节骨刺疼痛等症的经验，制定出一剂具有填精益髓、壮腰健肾、强壮筋骨、舒筋活络、养血止痛功效的"骨仙片"方药，以熟地黄、菟丝子、女贞子、枸杞子、黑豆、骨碎补、仙茅、牛膝、防己等组成，疗效显著，至今仍在临床使用，深受国内外患者的欢迎。

总之，黄耀燊作为中医外科大家，对中医外科的基础理论造诣颇深，许多中医外科临床疾病的辨治都是根据外科消、托、补三大法则的指导，方药灵活，尤其擅长使用托法，临证察机，随证加减，取得较好的临床疗效。

第二节　经典为纲，急用重药

随着现代各种检查手段的进步，面对外科急腹症，许多医生已经不看舌、不诊脉了，根据实验室检查、B超、CT、X线、消化内镜等结果可以很快诊断，而且医疗法规的规定要求急腹症必须尽快采取适当的治疗措施，尤其是手术措施，使得中医诊治急症的优势现今被许多临床医师忽略。但黄耀燊行医之时，检查手段没有当今如此丰富，他作为一代中医外科大家，从《伤寒论》《金匮要略》《温病条辨》等经典书中寻求急症治疗的理论，观察舌苔的变化，来判断急腹症患者病情的轻重，并以中药施治，也取得较好的效果。作为中医外科的从业者，我们不能因为手术技术的进步，而忽视中医外科历史上治疗急腹症的特色。黄耀燊治疗急腹症的学术思想可归述为"通腑排毒，急用重药"。

黄耀燊的中医外科诊治特色，可谓家传派与学院派结合，临床上他十分重视辨病与辨证相结合，疾病诊断通过各种检查要确实弄清，如果手术可以快速解决危重症，他也会遵从手术优先的原则，并在疾病诊断清楚的基础上认真实施中医辨证论治。他认为，外科急病、重证多由湿热火毒搏结于卫气营血，初起多实，实病不攻，待其虚而攻之，已无及矣。故必投重剂祛邪为先，尽快扭转病机。即使正气微虚，亦不可姑息留邪。一旦邪去，正气自然恢复。例如，急腹症，大多属阳明腑实，热炽病重，为达通腑泻热的目的，不是按每天1剂的惯例，而是要用大剂量，必要时依据病情的需要，所用大黄可达15～30g，并且1天用二三剂，以保持体内的有效药力，以期一鼓作气使邪从下解，病情得以尽快改善。对急性阑尾炎、胆道系统感染疾病的治疗，黄耀燊总结出"下要快、清要大、消要早"的"导法"治疗原则。从20世纪50年代开始，黄耀燊就倡导辨证应用中药保留灌肠，治疗急性阑尾炎、盆腔脓肿、肠梗阻等疾病。内外结合，急用重药，通腑排毒，导邪外出，是他辨治急腹症的鲜明特色。本节拟从黄耀燊辨治肠痈、胆石、肠结、石淋等四个常见急腹症入手，介绍他的辨治经验。

一、法从仲景，辨治肠痈

《金匮要略》是中医四大经典著作之一，由东汉张仲景原著《伤寒杂病论》的杂病部分整理而成。黄耀燊非常重视以《金匮要略》为指导的临证思维，认为书中的辨证立法、处方用药对于目前中西医结合治疗急腹症仍有较好的指导作用。《金匮要略》记载："肠痈者，少腹肿痞，按之即痛，如淋，小便自调，时时发热，自汗出，复恶寒，其脉迟紧者，脓未成，可下之，当有血。脉洪数者，脓已成，不可下也，大黄牡丹汤主之。"不仅描述了急性阑尾炎的临床表现，并且将阑尾炎与淋证作了鉴别，指出肠痈虽少腹按之即痛如淋，但无尿频、尿急、淋漓不断，而是小便自调。黄耀燊认为，仲景确立通腑泻下、祛瘀排脓的治法，提出的大黄牡丹汤至今仍用于外科临床。尽管外科阑尾手术方式不断发生变化，但术前、术后都可以使用大黄牡丹汤，对于一些保守治疗的慢性阑尾炎、阑尾脓肿更是使用广泛。肠痈的发病缘于湿热瘀结，方中大黄、芒硝通腑泄热，排毒涤邪，冬瓜仁泻热祛湿，牡丹皮、桃仁凉血祛瘀，确实体现了外科治疗肠痈的要则，现今外科手术仅仅祛除了局部病灶，而患者湿热毒蕴的发病内因并没有因1小时左右的手术而改变，故而术后对于湿热毒蕴的患者仍可使用此方。

《金匮要略》又云："肠痈之为病，其身甲错，腹皮外急，按之濡，如肿状，腹无积聚，身无热，脉数，此为腹内有痈脓，薏苡附子败酱散主之。"此描述之肠痈，主要辨证要点在"腹皮急，按之濡，如肿状，腹无积聚，身无热，脉数"。此类描述说明了患者阑尾脓肿已成，有慢性腹痛的临床表现，此时若继续使用通里涤热，破瘀排脓之法，攻伐以大黄、芒硝，则势必劫阴伤津，破气伐正。故张仲景拟薏苡附子败酱散，以薏苡仁渗湿排脓，败酱草活血散瘀排脓，辅以附子散寒燥湿、回阳补火以振奋阳气，三药配伍，能助阳气以祛邪，排脓而不伐正。黄耀燊认为，外科临床也见阑尾脓肿虚证患者，此类患者很多都属于正气不足，无力祛邪外出，症见面色㿠白、手足不温、舌淡、苔白、脉沉细或濡细，单治以薏苡附子败酱散，药力尚不足，还需加上党参、黄芪等扶正托毒之品，并配伍当归、皂角刺、穿山甲（现已禁用）、乳香等药物加强破瘀散结的功效。对于肠痈患者，腹部硬结、包块、索状物难于消散者，黄耀燊还善用通络散结之法，常用桃仁、赤芍、三棱、莪术之类破血消癥药。另外，急症期合并高热者，需要配合外科脓肿引流术，使得邪有出路。

总之，对肠痈的辨治，黄耀燊认为需法从仲景，实际上有虚实之分，轻重缓急之不同，急性期以大黄、芒硝为主，攻伐通腑，慢性期以托毒外出，温阳散结为法。肠痈实则疮疡病的一种，属于内痈，也符合疮疡病消、托、补的治则，只是此处的消法不同于体表疮疡，体表以清热凉血，解毒通络为主，而内痈则以通腑泻下，祛瘀涤邪为主。中后期的补托法，体表疮疡治以活血祛瘀，收敛生肌为主，内痈之托法则以益气温阳，活血散结为主。

二、清热利胆，分型论治胆石症

胆道系统的急腹症，起病急，变化快，现代外科临床多采用微创手术处理，但术前、术后仍有许多不适症状，中医药治疗仍有一定优势，尤其是在减轻围手术期症状，促进患者术后康复方面。黄耀燊熟读经典，认为湿热蕴结为胆石症的总病机，主张清热祛湿法应该贯穿于胆石症治疗的始终。

黄耀燊将胆石症分气滞型、湿热型、脓毒型。《金匮要略·黄疸病脉证并治第十五》记载："谷疸之为病，寒热不食，食即头眩，心胸不安，久久发黄为谷疸，茵陈蒿汤主之。""黄疸腹满，小便不利而赤，自汗出，此为表和里实，当下之，宜大黄硝石汤。""诸黄，腹痛而呕者，宜柴胡汤。"他翻阅大量的经典书籍，并通过大量的临床实践，提出"胆性刚，喜疏泄，胆病无补法，以通为补，以下为辅"的治疗总则。确立茵陈、大黄、栀子、黄柏、芒硝为治黄之要药，主方为大柴胡汤、茵陈蒿汤加减。茵陈蒿有明显的利胆作用，临床上对于气滞型与湿热型胆囊炎胆石症有肯定的疗效。但对于症状较重的湿热型或脓毒型患者，此方清热泻火之力不足，故黄耀燊主张以釜底抽薪、急下存阴为法，拟大黄硝石汤加减。取大黄、硝石泻火逐瘀，栀子、黄柏泻火解毒，大黄常用量10g以上，用于高热汗出、胁下疼痛、胀满呕吐、大便秘结、小便短赤、舌苔黄腻或黄燥、脉滑数有力之急性胆石症患者。充分体现了对于急重症，黄耀燊辨证准确后，敢于用重药、猛药的特点，他认为毒邪凶悍，无重剂不显荡邪之力。

另外，对于胆石症后期，久病过利，正虚体弱者，黄耀燊提出健脾益气为主，疏肝利胆为辅，注重调理，常用党参、黄芪、茯苓、白术等健脾益气，以金钱草、柴胡、白芍、茵陈、黄柏、郁金、延胡索、陈皮、枳壳等疏肝利胆。对于此类患者，他往往开疏肝利胆与健脾益气的两个方剂，嘱患者交替服用，这也是黄耀燊临床辨治的特色之一，他临证看远期，根据已病推未病，看到患者远地来求诊，往往会根据病情开两个药方，嘱患者先后或交替服用，既减轻患者求诊的痛苦，也避免一方到底，治疗偏颇之虑。

三、祛湿通下，辨治肠结

肠梗阻属于中医"肠结"的范畴，肠腑的生理功能是泻而不藏，降而不升，实而不满。黄耀燊认为肠梗阻多缘于脾之运化功能失常，有虚实之分。实证者以通腑泻下为先，同时注重健脾化湿，早期促进胃肠功能恢复。他总结出"舌苔一日未净，邪热一日未清"的规律，并指出，即使患者自觉症状消失，只要舌苔不化，极易复发，因此治疗必须彻底。尤其对一些难化的湿滞黏腻之邪，不能过早停药，可在清热解毒、通里攻下的药物中佐以芳香化湿之品，如藿香、佩兰、菖蒲等，或苦温燥湿的苍术、厚朴等，可轻宣湿气，健脾运化导滞。

对于虚实夹杂证，尤其是外科术后反复发作的粘连性肠梗阻、麻痹性肠梗阻，需要温中补虚，健脾化浊。黄耀燊认为，患者久病体虚，外加手术消耗，元气大伤，脾胃运化失权，无以生化精微，病情已由初始的里实热证转化为里虚寒证，不可再投苦寒通里攻下之药，须用温中补虚之法，温而通之。可用大、小建中汤缓急补虚，配伍参、芪益气健脾，徐徐图之。

四、通淋排石，辨证为先

黄耀燊认为，石淋之要害，在于砂石阻滞，故治疗当以通淋排石为首务。但因病情虚实不同，患者体质不同，病程各异，病机千变，无论如何，"通"为首要，兼证论治。气滞水停则宣肺利湿，下焦阻滞则化石通淋。通淋排石，看似平常，实则内涵深刻。仅一"通"字，就寓数法，诚如《医学真传》曰："通之之法，各有不同，调气以和血，调血以和气，通也；上逆者使之下行，中结者使之旁达，亦通也；虚者助之使通，寒者温之使通，无非通之之法也。"故通淋之法，实则包含利尿、清热、化瘀、散结、攻下、消导等诸法，临床运用，又各有不同。例如，石淋属湿热之证者，热之生乃因湿郁，湿之成在于水停，水不运由气不化，气行则散，气滞则水停。故施治之法，或散于上以宣肺，或调于中以开郁，或通于下以畅达，助气化而疏三焦，则湿化而热消，砂石自除。黄耀燊辨证治疗泌尿系结石，根据不同证型研发了不同的排石汤，制成成药，至今仍在临床使用。

1. 利尿通淋排石

因岭南属湿热之地，此法临床较为常用。他常用金钱草、海金沙、石韦、瞿麦、萹蓄、木通、车前子、白茅根、玉米须等药物为主组成"通淋排石汤"，意在增加尿量，冲刷结石，并促进输尿管蠕动以推动结石下行排出，同时辅以拔罐、针灸、理疗等。但黄耀燊也强调利尿通淋之品，只适用于早期较小（直径＜5mm）的结石，而不宜于结石大、病程久、正气亏虚、身体羸弱的患者，对结石所致的输尿管梗阻性肾积水禁忌使用。对于尿路梗阻的患者应积极手术，譬犹水道不通而反益源流，自然满溢为患。

2. 益肾通淋排石

对于久患石淋，肾虚体弱者，黄耀燊认为石淋之标为石滞，本为肾虚，故治疗以益肾通淋为要，兼顾标本。临床多在通淋排石类方药基础上加六味地黄丸、左归丸以滋肾阴、扶肾气，如果肾阳虚者，则用右归丸以助气化、温肾阳，所谓扶正祛邪、以"补"代"通"。其代表方为益肾通淋汤，由菟丝子、女贞子、怀牛膝、海金沙、冬葵子、广东金钱草、玉米须、滑石、车前子、甘草组成，疗效显著。

3. 化瘀通淋排石

石淋虽以湿热、肾虚多见，气滞血瘀亦为其重要机理，不可不察。黄耀燊认为，石淋多有腰痛、尿痛、尿血等症，中医认为不通则痛，此为"瘀血"之象也。由于肾气亏虚，膀胱气化不利，湿热蕴结下焦，结石瘀结尿路，郁滞不得下泄，致气血运行不畅，气滞血瘀，壅遏不通，不通则痛。血尿乃离经之血，唐容川指出："既是离经之血，清血、鲜血亦是瘀血。"黄耀燊治疗石淋常用三棱、莪术、赤芍、皂角刺、三七、大黄、小蓟、益母草、胡桃肉、威灵仙、琥珀等活血祛瘀之品，旨在化瘀化石。以上药为主制成"消瘀化石合剂"，消瘀化石、利尿通淋，不仅对石淋属气滞血瘀型者有良效，还能防治结石患者因碎石治疗后出现肾损伤、腰痛、尿血等症。黄耀燊认为不可见瘀血就活血，见出血就止血，而应视其轻重缓急酌情处理，或将活血与止血之剂兼而用之，或用大黄、三七、茜草根等药，既能活血，又能止血，具有"双向调节"作用，使止血而不留瘀，化瘀而不动血，此为"消瘀"之精义；至于化石，乃因结石久滞难下，用药使之溶解、断裂、化散，大者化小、小者化无即可。

黄耀燊认为，石淋的病因复杂，病情各异，治疗不可拘泥于一方一法，而应因时、因地、因人制宜，灵活辨证、有的放矢，才能除其病根。梗阻急症需手术处理，临床有时即使辨证准确，方药合拍，也未必获效，则更要开阔思路，随机应变，另辟门径，而立新法。内服药物的同时，配合针灸、理疗、磁疗、按摩、拔罐诸法。重视生活习惯的教导，叮嘱患者平日多饮水、防复发，固本澄源，也是治疗本病的重要环节。

五、辨治急症，重视舌脉

现代检查技术日益进步，许多医师认为即使不看舌脉，也可诊病。黄耀燊认为，如果丢掉了舌脉，就不算是中医了，传统舌脉的辨证在中医外科临床仍是非常常用的。他对急腹症的舌脉辨治颇有心得，他随身有本工作笔记，自行绘制了不少舌苔图像，并注释学习，点滴积累。他认为急腹症的舌脉变化在急腹症的中医辨证论治过程中非常重要。

1. 舌苔

急腹症早期，以脏腑气滞血瘀或兼有轻度实热为主，舌质可无变化，舌苔多为薄白或微黄。急腹症中期，在气滞血瘀基础上，出现里实热证或脏腑湿热，舌质红，舌苔黄腻。急腹症后期，热毒炽盛，或热入营血，甚或发生亡阴亡阳之危象，舌质红绛或紫，舌苔黄腻而糙，或苔黑而干。在急腹症病变过程中，舌苔由厚腻转薄，乃湿热渐解，常是病势有所好转的表现；若由薄转厚，则为病势转重，舌苔不化，即使其他病象好转，也当注意病情反复。舌苔光剥而润者，阴液渐耗，胃气虚弱，多是苦寒攻伐太过所致；舌苔光剥而干者，多为热盛伤阴。

2. 脉象

急腹症脉象多弦紧，热盛则弦数或洪数，湿热交蒸则弦滑数。如果由弦数、洪数、滑数转为濡缓、濡数则为病情好转；反之则为病情加重。气血瘀滞可见涩脉，伤阴脱水可见细数，腹腔内脏出血时，由细数转为芤数，乃病情恶化。迟脉少见，一旦出现，病情多重，可见于严重黄疸或晚期肠梗阻患者，应予高度注意。此外急腹症患者有时虽体虚邪实，偶可见沉、细、迟之脉，此时必须脉证合参以辨虚实，切勿单凭脉象而认为是虚象，不敢攻下，以至失治、误治。

总之，急腹症目前仍是临床急危重症，梗阻与炎症是急腹症局部病理变化的特点，同时会伴有全身症状，如全身发热，食欲不振，恶心呕吐，小便黄赤，舌质由红而绛，舌苔由白而黄，脉搏由慢而快等，这是局部病变对全身影响的具体反映。黄耀燊总结急腹症多为六腑之疾，而六腑以通为用，通腑泻下，祛邪为先，是治疗急腹症的常用法则。急腹症早期主要病机为气滞血瘀或兼有一些实热或湿热，中期主要为在气滞血瘀基础上化热，后期因未经治疗或治疗无效，表现为热毒炽盛，扩入营血，甚至导致亡阴亡阳之危象。故而临床辨证需分期辨治，中西结合，多法并用，以患者生命为先。

第三节　黄耀燊医案

一、气血辨证治疗疝气术后切口感染

（一）临床资料

一般资料：肖××，女，30岁。

主诉：左腹股沟疝气术后发热伴左下腹包块3天。

中医诊断：痈。

西医诊断：①左下腹术口感染；②左侧腹股沟斜疝术后。

（二）证治经过

首诊：1983年3月25日。

「临证四诊」患者于1983年3月12日行左侧腹股沟斜疝手术，术后发热，伴左下腹疼痛，无恶寒，无恶心呕吐等不适，对症处理后，热退，仍可触及左下腹长形包块，中等硬度，活动度一般。辅助检查：血白细胞大致正常。患者既往高血压病史，1981年曾行右侧卵巢畸胎瘤切除手术。舌黯红，尖边小瘀点，脉细。

「理法方药」患者左下腹包块，为术后切口感染所致，诊断明确。王清任是治血大家，他认为，凡肚腹积块，"不必论古人立五积、六聚、七癥、八瘕之名"，亦不管积块在"左肋、右肋、脐左、脐右、脐上、脐下，或按之跳动"，皆是瘀血结滞而成，"结块者必有形之血也"，主张活血逐瘀，以治肚腹血瘀之证。本案患者，舌黯红，尖边小瘀点，脉细，腹部痛处固定，均符合血瘀之证。故而从气血辨证出发，以理气活血立法，以桃红四物汤加减，拟方如下：

丹参12g	赤芍12g	桃仁10g（打）	香附5g
当归10g	生地黄15g	川芎6g	郁金10g
甘草5g			

水煎内服，每天1剂，分2次服用，连服3天。

「方义药解」王清任针对腹部积块，创制膈下逐瘀汤，原方中使用红花，黄耀燊认为红花多行身体之上，本案患者积块在下，选用桃仁，破血逐瘀，以消积块，配伍四物，当归、川芎、赤芍、生地黄养血活血，与逐瘀药同用，可使瘀血去而阴血不伤。中医认为气为血之帅，血为气之母；气行则血行，气滞则血凝。活血药物必须配伍理气制品，配香附、郁金行气止痛。一味丹参，功同四物，不仅养血活血，还可祛瘀。诸药合用，体现了理气活血、消积除块之功。

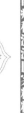

二诊： 1984年4月2日。

黄耀燊手稿记录："症如前，照上方配三剂。"

「**理法方药**」此处仅仅9字描述，但许多亲身临床的医家都深有体会，此时决策之难。因为患者诉症状改善不大，仍有腹痛，许多医家碰到此种情况，都会思考辨证是否有误，是否要换方。而黄耀燊对自己的辨治思路很确信，认为仍可用前方，患者再次求诊，他一味药都不改，但同时也很灵活，只开3剂，嘱患者再次复诊。可见黄耀燊临床经验十分丰富，思路开阔。

三诊： 1984年4月5日。

「**临证四诊**」患者诉服药6剂后，左下腹痛缓解，包块较前缩小，无发热等其他不适。体查：包块位于左腹股沟皮下，与切口有关，局部硬块，不移，触之疼痛，胃纳一般，大便2～3天1次，质结硬。脉细，舌淡黄苔，尖边小瘀点。

「**理法方药**」王清任治疗血瘀证，除去理气活血这一法则外，还有重要的解毒活血法，就是用清热解毒药物与活血祛瘀药物合用。王氏认为"湿毒烧练血液，壅塞气血通路"是热毒与血瘀互结之本，他提出解毒活血法，创制解毒活血汤，以连翘、葛根、柴胡等清热解毒药物，配伍当归、生地黄、赤芍、桃仁、红花等活血祛瘀药物共同使用。黄耀燊在本案病情描述中特别提到，左下腹包块位于皮下，他从疮疡病辨证的角度，改变了辨治思路，提出以外科疮疡的消法配合活血祛瘀法同用，故而选用治疗体表疮疡的五味消毒饮中的主药，金银花、蒲公英清热解毒，加凉血解毒之牡丹皮，化痰散结之天花粉，行气止痛之乳香，配伍当归、生地黄、赤芍、桃仁活血祛瘀，拟方如下：

金银花20g	当归10g	生地黄20g	天花粉12g
桃仁10g（打）	赤芍15g	牡丹皮10g	乳香3g
蒲公英30g			

水煎内服，每天1剂，分2次服用，连服3天。

四诊：1984年4月12日。

「临证四诊」患者诉服药后左下腹包块已继续缩小，但术口仍有疼痛，查体：术口外观无发炎体征，包块上部压痛较前减轻，下部仍有疼痛。舌淡红，黄薄苔，尖边瘀点，脉细。

「理法方药」经清热解毒与活血祛瘀法并用后，患者症状改善明显，故而治法原则不变，为预防久服寒凉药物败胃，在上方基础上去凉血之生地黄、牡丹皮，加丹参养血活血，姜黄、厚朴温中健脾，行气止痛，拟方如下：

当归10g	赤芍10g	金银花20g	天花粉12g
乳香3g	桃仁10g（打）	丹参12g	蒲公英30g
姜黄3g	厚朴5g（后下）		

水煎内服，每天1剂，分2次服用，连服3天。

后续情况黄耀燊手稿未见描述，根据之前四诊，判断本案患者预后尚可。

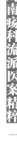

（三）辨治思路

本案患者实际是外科疝气术后的并发症，术口感染，局部包块，诊断明确，而中医辨治，不同于简单疮疡包块，黄耀燊从王清任气血辨证的理论出发，采用解毒活血法，并结合外科疮疡的消法，共同组方，取得较好的治疗效果。

中医外科辨证与气血辨证密切相关，外科疮疡病的辨证总纲，沿袭于温病气血辨证，认为气血凝滞、经络阻塞、脏腑失调为疮疡病的基本病机。王清任十分重视气血，他认为临证之时必须"审气血之荣枯，辨经络之通滞"，从而采用活血理气之法，"使周身气通而不滞，血活而不瘀，气通血活，何患疾病不除。"他在《医林改错》一书中列举了50多种瘀血症，创立了22个对后世影响颇大的活血化瘀方。他提出瘀血分上、中、下三部，瘀血在上，指头面五官之血瘀，用通窍活血汤治疗。瘀血在下，指肚腹之血瘀，用膈下逐瘀汤。瘀血在中，指胸痛、胸痹等胸中之血瘀，用血府逐瘀汤治疗。清代唐容川《血证论》的三部分法，即是受其影响而成。王氏的分部论证治，不仅分部明确，便于识证遣药，还处处体现了气血相关的理论：气帅血行，气虚、气滞皆可致瘀。分部所论诸方，皆包容在通窍活血、补气活血、行气活血、解毒活血等数法之中。王氏活血化瘀制方，体现了方从法出、法随证立的思路以及紧扣病机、兼顾病情的原则，临床上实用性较大，尤其值得外科医生学习与探究。

黄耀燊作为外科大家，也是十分重视气血辨证，其中，对于血瘀证的辨治有其独特的看法。例如，本案不同于传统疮疡病，为术后所致，也不等同于王清任所描述解毒活血汤之症状，王氏描述解毒活血法使用时曾言："上吐下泻、霍乱转筋"，故而使用内科解表之葛根、柴胡、连翘等品。黄耀燊则认为外科疮疡，表证明显，则果断使用金银花、蒲公英清热解毒，牡丹皮、生地黄凉血解毒，体现了他中医外科消法的特色，早期积极使用入血分的中药，中后期则重视陈实功之法，强调托补，顾护胃气，一案之中，思路开阔，可见博采众家之长，临证变通的重要性。他认为气与血是相互影响的，气病必伤血，血病必伤气，正如唐容川所说："气病则累血，血病则累气。"因此在治疗疾病的过程中，"疏其气血，令其条达，而至和平"是一种至关重要的手段。尽管术后并发症，古籍未有描述，但治疗原则自古至今，仍然有效，这对我们现代外科临床中医辨证有重要的指导意义。

二、疏肝利胆，解毒活血治疗胆道术后疼痛

（一）临床资料

一般资料：朱××，男，47岁。

主诉：胆道术后反复右肋下疼痛4个月。

中医诊断：胆胀。

西医诊断：①胆总管结石；②胆汁性肝硬化。

（二）证治经过

首诊： 1989年4月28日。

「**临证四诊**」患者因黄疸月余，于1988年12月在外院诊断为"胆总管结石、胆汁性肝硬化"，遂行胆囊切除+胆总管切开取石+胆总管十二指肠侧侧吻合术，术后反复右肋下疼痛，无发热腹胀，无恶心呕吐，胃纳可，食欲佳，体重比前增2kg，肠鸣多屁，大便不成形，黄色，1～2次/天，小便微黄，睡眠尚可。既往嗜酒，发病后戒绝。舌淡红，脉弦细略数。

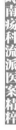

「**理法方药**」《灵枢·五邪》曰："邪在肝，则两胁中痛"，《素问·缪刺论》曰："邪客于足少阳之络，令人胁痛不得息"。患者虽然行手术取石，但根据疼痛部位判断，右胁肋疼痛，仍属于中医"肝胆"病的范畴。基本病机为肝络失和，胆道不通，应以疏肝和络，利胆止痛为基本治则。黄耀燊认为，胆为"中清之府"，与肝互为表里，肝病以疏为贵，胆疾以通为顺，提出"胆病无补法，应以通为补，通则不痛"的理论。故治宜疏肝利胆，清热通腑。但同时，强调活血祛瘀通络，他认为胆病的"通"含有通腑、通络两层内涵，故而主张用通腑泄热药物，以疏通胆道、消积化滞，攻下排石，同时使用疏肝行气，活血祛瘀药物以散瘀消肿，通络止痛。同时，他也积极采用一切先进的诊疗手段为患者诊疗，对于本案患者，他首先建议B超复查肝、胰，同时口服中药以疏肝利胆，清热通腑，活血祛瘀，解毒排石为法，拟方如下：

葛根20g	金钱草30g	郁金12g	枳实10g
天台乌药15g	木香6g（后下）	川楝子12g	丹参20g
茵陈15g			

水煎内服，每天1剂，分2次服用，连服4天。

「**方义药解**」方中金钱草清热解毒，利湿排石，现代药理学研究显示金钱草具有良好的抗炎、利胆功效。郁金、枳实、木香疏肝行气消胀，茵陈、川楝子、天台乌药可疏肝利胆，清利湿热，茵陈与郁金同用，共奏行气解郁止痛、利胆退黄之效，现代药理学显示，郁金还能有效降低血清总胆红素、增加胆囊平滑肌收缩功能。丹参活血补血，祛瘀止痛。葛根可清热生津，柔筋缓急止痛，现代药理证实葛根可缓解肠道平滑肌痉挛，可缓解肠鸣，止痛。诸药合用，共奏疏肝利胆，解毒活血止痛之功。

二诊：1989年5月1日。

「临证四诊」患者诉服药后肠鸣嗳气减轻，仍有右肝区闷胀不适，大便畅顺，小便调，纳眠可。舌淡红，脉弦，数减。复查B超提示：①呈肝硬化声像；②脾稍大。

「理法方药」仍以疏肝利胆，解毒活血为法，中医认为，见肝之病，当知传脾，疏肝之时要注重健脾之运化，考虑肠鸣改善，略减少葛根用量，加鸡内金、山楂、布渣叶，增强健脾和胃，消食导滞之功，其中鸡内金也是消石良药。去天台乌药，保留丹参活血祛瘀，厚朴行气消胀，茵陈、金钱草疏肝利胆，清热利湿解毒，拟方如下：

| 鸡内金20g | 葛根15g | 丹参20g | 山楂20g |
| 布渣叶12g | 枳实10g | 茵陈15g | 金钱草20g |

厚朴10g（后下）

水煎内服，每天1剂，分2次服用，连服7天。

三诊：1989年7月3日。

「临证四诊」患者来函回复：上次来诊后，该处方服至6月15日，效果好，近1个月来，肝区胀闷、微痛基本消除。天气不好时有点微痛，术口瘢痕偶尔疼痛，常觉腹部有气上冲，有时精神不足，乏力，头晕，气短，6月15日停煎剂后服中成药舒胆胶囊。舌脉未查。

「理法方药」患者右胁肋疼痛已经缓解，通则不痛，考虑局部湿热、瘀血互结之证较前减轻。偶有腹胀，天气不好时明显，说明湿热仍内存，外湿侵袭时，内外相合，湿热蕴结，容易发病，故而疏肝利胆，解毒活血之品仍可使用，适当减量。症状描述出现神疲、乏力、气短、气虚之象，更需注意培土固本，扶正祛邪并重。继续以金钱草、鸡内金解毒利湿消石，大腹皮、厚朴行气消胀，改枳实为枳壳，减少破气通腑之力，配伍青皮，增强疏肝理气止痛之功，丹参活血祛瘀，加土鳖祛瘀消积，党参、白术健脾益气化湿，拟方如下：

大腹皮10g　　鸡内金10g　　厚朴10g（后下）　　丹参20g

枳壳6g　　　　土鳖6g　　　金钱草30g　　　　　白术12g

党参20g　　　青皮6g

水煎内服，每天1剂，分2次服用，连服21天。

（三）辨治思路

本案依据现代医学B超、既往手术病史可明确诊断为胆石症。而传统中医并无胆石症这一病名，但根据其临床表现，归于中医学"胁痛""黄疸""胆胀"等范畴。《灵枢·胀论》中谓："胆胀者，胁下痛胀，口中苦，善太息。"《诸病源候论·胸胁痛候》言："胸胁痛者，由胆与肝及肾之支脉虚，为寒气所乘故也。"《古今医鉴·胁痛》曰："若因暴怒伤触，悲哀气结，饮食过度，冷热失调……皆能为痛。"《医学正传·胁痛》云："外有伤寒，发寒热而胁痛者，足少阳胆、足厥阴肝二经病也……"《症因脉治》中提到，"肝胆主木，最喜条达，不得疏泄，胆胀乃成。"本病病位在肝胆，与脾胃肾相关，其发病多与湿、热、瘀、虚等致病因素相关。胆为中精之腑，内藏胆汁，其由肝之余气凝聚而成，胆汁的正常排泄依靠肝脏的疏泄条达。故而黄耀燊一直主张，疏肝利胆之治法需贯穿胆病的始终，尽管有个别患者因体虚或清利过度导致气虚，可配伍健脾益气药物，但不能放弃疏肝利胆之原则，特别强调"以通为补"。

首先，岭南气候独特，多湿多热，人易外感湿热疫毒之邪，久则邪气入里，闭阻经脉，气血运行不畅，影响肝胆疏泄和脾胃运化。其次，因为岭南经济发展快，居民生活节奏快、压力大，情绪易受外物影响而出现波动，情志多有不畅，久则肝胆之气疏泄不利。再次，岭南人平素多贪凉饮冷，喜食甘甜，又喜贪黑熬夜，久则脾胃生生之气耗损，中焦亏虚，运化失司，痰湿内生，久而化热，湿热蕴结肝胆，而生胆石。故而岭南地区胆石症的发病率较高，而岭南地域特点及居民生活习惯，也说明疏肝利胆，清热祛湿法要贯穿于胆石症的治疗始终。本案中，从初期的实证到后期的

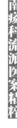

虚实夹杂之证，黄耀燊一直使用金钱草、鸡内金等清热利湿排石药，及枳实、厚朴等疏肝行气药物。

黄耀燊认为胆石症，离不开湿、热、瘀互结，一则湿热内阻，胆汁排泄不畅，淤积于内，化热生火，煎熬津液，胆气不升，肝气不舒。二则瘀血阻络，久病必瘀，经络阻塞，郁而成滞，不通则痛。故而清热利湿，疏肝利胆与解毒活血并重，治疗始终都有用丹参等活血药物。

现代临床，外科手术是治疗肝内外胆管结石的主要手段，但术后可以积极使用中医药辨证治疗，以缓解患者不适，减轻患者痛苦，促进术后早日康复。术后早期，结石取出，胆道通畅，但其湿、热、瘀诸邪未除，外加手术打击、麻醉影响和 T 型管引流，使气血津液耗伤，经脉受损，术后往往肝胆湿热、脾虚湿阻、瘀血阻滞并见。术后病机复杂，若再合并局部胆道感染，往往腹痛反复，难以治愈，黄耀燊抓住肝胆湿热、瘀血阻络两个主要的病机立法，随证加减，效果显著，为我们现代外科围手术期中医药辨治提供新思路。

三、调和阴阳，祛湿通络治疗颈椎病

（一）临床资料

一般资料：孙××，男，77岁。

主诉：反复颈痛、右侧头部麻木10年。

中医诊断：痹病。

西医诊断：颈椎病。

（二）证治经过

首诊：1985年10月23日。

「临证四诊」患者十余年前从高处不慎跌下，后仰倒地，颈部活动失灵，予以颈部牵引治疗，后反复出现颈部转动不适，活动受限，右侧头部麻木，间断服用抗骨质增生片，曾行中医推拿等治疗半年，效果欠佳，胃纳可，眠差，长期失眠，夜间偶有头痛，二便调。既往有低血压病史，8年前曾行前列腺摘除手术。近期在首都医院住院检查，心肺等功能正常。舌暗红，苔薄白，脉弦滑细。

「理法方药」《素问·阴阳应象大论》言："肾生气，肾虚则少气，骨酸懈惰，不能举动。"中医认为肾主骨生髓，肝主精藏血。颈椎病属于中医学"痹病""项痹"等病证范畴。多由外感风寒邪气，或劳累过度，或外伤跌扑，导致筋骨受损，局部气血运行不畅，颈部脉络瘀血阻滞不通，筋骨肌肉关节则出现酸沉、疼痛、麻木等症。病位在筋骨，本案患者久病长达十余年，年老体衰，脾肾亏虚，精血不足，外加长期失眠，肝阴不足，阴虚火旺，灼伤津液，宗筋失润不能束骨而利机关，所谓"不荣则痛"。黄耀燊针对此类老年痹病，认为治疗当以滋补肝肾、填精补血为主，佐以祛湿活血通络，他主张肾气充盈，骨髓坚实，精血健旺，就可提高肌体四肢的活力，故而以补肾为本创制骨仙片，主治各类肝肾不足的痹病。本案基本使用骨仙片原方，仅将防己换泽泻，既可以泻水利湿，又可以清泻肾火，预防补肾药物熟地黄之滋腻，拟方如下：

熟地黄六钱[①]　　乌豆衣八钱　　女贞子五钱　　菟丝子六钱

仙茅三钱　　　骨碎补五钱　　枸杞子四钱　　泽泻三钱

怀牛膝四钱

水煎内服，每天1剂，分2次服用，共服4剂。

同时嘱附：早晚两次行颈部运动，进食粉葛煲瘦肉汤。

「方义药解」原方中熟地黄、枸杞子、女贞子为滋补肝肾，补血填精，重在滋阴养血，菟丝子、仙茅重在补肾阳，两组药物合用，通过调补肾阴肾阳以达到强筋健骨、补肾固本的作用。陈念祖《医学从众录》记载用苍术黑豆饮治疗腰痹疼痛，黄耀燊认为乌豆衣具有疏风养血、补肾通络之效，常用于血虚所致四肢痹痛。骨碎补，具有补肾坚骨，散瘀止痛之效果，现代研究证实其可抗炎、抗病毒，有明显的促进骨损愈合作用。《素

---

① 一钱约等于 3g，因尊重医案原文，计量方式不做换算，全书同。

问·至真要大论》："诸痉项强，皆属于湿。"因痹病类疾病常以疼痛为主症，不通则痛，不痛则通，需加入防己、泽泻、牛膝等祛湿、通经络的药物，方使疼痛改善。祛风湿药物还使补肾之品直达病所，故补肾药物与利湿药物配伍使用，才可标本兼治。本案中使用泽泻，未用防己，祛湿之力更强，因此本方虽仅九味药，但配伍合理，结构严谨合而用之，从而收到填精益髓、滋补肝肾、强壮筋骨、祛湿通络、养血止痛之功。

另外，黄耀燊治病也具有岭南医家共同特色，就是十分重视食疗。岭南人喜欢喝汤，他认为药食同源，食疗之法平淡纯正，最易被患者接受。对于本案患者，他特别在处方上注明，进食粉葛煲瘦肉汤。葛根治疗颈椎病的历史悠久，早在《伤寒论》中就有关于"项背强几几"的记载。现代药理证实，葛根可改善微循环，扩张外周血管和解痉止痛。同时在本案中，葛根还作为治疗头痛的引经药，与瘦肉同食，可健脾通筋，提高机体免疫力。

二诊：1985年10月29日。

「临证四诊」患者症状、体查大致同前。

「理法方药」嘱继续服用上方加桑寄生八钱，同时嘱服骨仙片40瓶以上，连服1周。

「方义药解」上方基础上加桑寄生，增强滋补肝肾，强筋壮骨之力。骨仙片是根据黄耀燊40多年治疗颈椎病、肥大性脊椎炎和诸骨关节骨刺的经验方"骨刺止痛丸"改良而成。现收录于《卫生部药品标准》中药成方制剂第四册，由熟地黄、骨碎补、黑豆、枸杞子、仙茅、防己、女贞子、牛膝、菟丝子九味中药制备而成。现仍用于临床，大的药店有销售，由白云山中一药业有限公司生产，口服使用，每次4～6片，每天3次。该药物有填精益髓，壮腰健肾，强壮筋骨，舒筋活络，养血止痛之功效，多用于肝肾不足所致的痹病，临床主治因骨质增生引起的腰痛、肢体麻痹、坐骨神经痛等疾患。

1980—1981年经广州中医学院附属医院、南方医院、广州铁路中心医院、省水产供应公司医务室等单位进行临床验证，治疗颈椎病、腰椎肥大性脊椎炎、诸骨关节骨刺患者200例，其中经X线照片确诊的患者有175例，总有效率为91.5%。该药无明显毒副作用，少数患者出现口干，口苦，梦多等症，但饭后以淡盐水送服，上症多可消失，可长期服用。现代药理研究证实骨仙片能改善由氢化可的松引起肾虚小鼠的体重增长，证明其具有一定的壮腰健肾作用。能抑制葡聚糖引起的大鼠血液瘀滞，具有改善血液流变性的作用，反映了其舒筋活络之功效。还能抑制大鼠肉芽组织的增生，具有改善微循环、抗炎、镇痛、调节免疫等作用。

三诊： 1985年11月6日。

「**临证四诊**」患者诉头部仍有麻木，颈部活动范围较前增大，睡眠改善，夜间头痛减轻，头歪减少，舌红，脉弦数。

「**理法方药**」患者肝肾不足为本，诉头部仍有麻木，考虑瘀血阻滞，经络不通，故而加丹参，增强活血祛瘀之力。睡眠改善，舌红，为肝阴不足，改枸杞子为小环钗（石斛），增强养阴清热之力，去泽泻等利湿药物以防伤阴，去菟丝子，减少温燥之品用量，加夜交藤，养阴宁神助眠，以调和肝肾阴阳平衡，调气血以养经络，拟方如下：

熟地黄六钱　　小环钗六钱　　女贞子五钱　　桑寄生八钱

夜交藤八钱　　牛膝三钱　　　骨碎补五钱　　乌豆衣八钱

仙茅三钱　　　丹参三钱

水煎内服，每天1剂，分2次服用，共服7剂。

四诊： 1985年11月13日。

「**临证四诊**」头部仍有麻木，其余症状均有改善，自觉舒适，颈部活动较前好转，胃纳可，睡眠改善，二便调，舌红，脉弦数。

「**理法方药**」诸症改善，治法大致同前，药物微调，仍以滋补肝肾，调和阴阳，养血止痛为法，熟地黄、女贞子、枸杞子滋补肝肾之阴，骨碎补、仙茅、菟丝子温补肾阳，桑寄生补肝肾强筋骨，乌豆衣疏风养血通络，加黄芪益气扶正，小环钗养阴清热，以防温补伤阴，拟方如下：

熟地黄六钱　　黄芪六钱　　桑寄生八钱　　女贞子五钱

枸杞子四钱　　骨碎补六钱　　乌豆衣八钱　　仙茅三钱

小环钗五钱　　菟丝子五钱

水煎内服，每天1剂，分2次服用，共服6剂。

五诊：1985年11月19日。

「临证四诊」头部麻木已经缓解数日，今日复发麻木感，但比之前略有减轻，发作时间缩短，诉每天下午仍有右颈部酸痛。今晨测血压：102/88mmHg，无头晕等不适。纳眠可，二便调，舌暗红润，脉弦滑细。

「理法方药」效不更法，在上方基础上去桑寄生、仙茅，加牛膝，减少温补之力，增强活血祛瘀，通络利水消肿之功，拟方如下：

熟地黄六钱　　黄芪六钱　　　菟丝子五钱　　女贞子五钱

枸杞子三钱　　骨碎补六钱　　乌豆衣六钱　　牛膝三钱

小环钗六钱

水煎内服，每天1剂，分2次服用，共服6剂。

六诊：1985年11月26日。

「临证四诊」患者诉右侧头部麻木感较前缓解，但每天下午4—7时仍有发作，发作时间缩短，余无特殊，舌暗淡，脉弦滑。

「理法方药」肢体午后复发麻木，仍为肝肾不足，阳气不充，血瘀阻络之症。《古今名医名方秘方大全》记载威灵苁蓉汤（丸）可治"老年骨关节炎疼痛等"。故而在上方基础上去乌豆衣、小环钗，加仙茅、肉苁蓉温阳通络，益精血，加白芍养血柔筋，祛瘀通络，拟方如下：

熟地黄六钱　　黄芪六钱　　　菟丝子五钱　　女贞子五钱

枸杞子四钱　　骨碎补五钱　　牛膝三钱　　　仙茅三钱

白芍四钱　　　肉苁蓉四钱

水煎内服，每天1剂，分2次服用，共服6剂。

七诊：1985年12月3日。

「临证四诊」患者诉右侧头部麻木时间短，早晨无麻木，下午仍有发作，头歪症状改善，舌暗淡，脉弦滑。

「理法方药」守前方用药。

（三）辨治思路

颈椎病是临床常见病，归属于"项痹""痹病"范畴，辨证多为风寒湿痹、风湿热痹、气滞血瘀、肝肾亏虚等，临床常见肢体麻木、酸胀、颈部活动不利等表现。黄耀燊辨治颈椎病40余年，经验丰富，其最擅长补肾法治疗颈椎病。本案患者颈椎病缘于外伤，久病成瘀，瘀血阻滞，筋挛络阻，肝肾不足，髓海失养，黄耀燊从本入手，滋补肝肾贯穿始终。有的临床医家认为患者失眠日久，舌红脉细，肝阴不足，应较少使用温补之品，多用通络祛瘀之品。而黄耀燊则根据多年经验，自选两组药物，一组为熟地黄、枸杞子、女贞子调补肾阴而不滋腻，一组为仙茅、骨碎补、菟丝子温补肾阳而不燥热，采用调补肝肾药物中的平补之品，以调和阴阳为根本，或用桑寄生、肉苁蓉等平补肝肾，补益精血，少用当归、何首乌、阿胶等养血滋腻药，也少用附子、桂枝、杜仲等大热壮阳之品，强调以"和"为贵，平补为上，辨治腰骨痹病，利于患者长期服用。同时也使用祛湿通络之品，根据患者症状，佐以少量祛湿、活血药物，如牛膝、泽泻、防己、丹参等，少用路路通、独活、羌活、秦艽、川乌等强效祛湿止痛之品，组方药味虽少，但主次分明，药效专宏，此为黄耀燊用药特色之一。

项痹病位在关节筋骨，与肝脾肾等脏腑关系密切，主要病机为肝肾不足、痰瘀痹阻，与虚、邪、瘀三方面相关，虚为正气亏虚，肝肾不足，邪为外伤或风湿，瘀为经络痹阻不通，麻木不仁。黄耀燊辨治痹病，重视调本，尤其是老年患者、久病患者，多为虚痹，肝脾肾三脏不足为辨治之首。《素问·经脉别论》曰："食气入胃，散精于肝，淫气于筋。"健脾也十分重要，黄耀燊十分重视治养结合，论治重补虚，扶正宜调补，除病攻补兼施，立方主次分明，调理当重食疗。《千金翼方》列有"养老食疗"曰："安身之本，必须于食，救疾之道，唯在于药；不知食宜者，不足以全生；不明药性者，不能以除病。故食能排邪而安脏腑，药能恬神养性以资四气。"他从古书食疗中寻找平补之药物，如黑豆、肉苁蓉等，并放入他的经验方中，既可健脾补肾，也利于患者长久服用，同时列出明确的食疗汤剂，嘱咐适当运动肢体关节，他认为中医调补应是全方位的，药食相合，综合治养，这亦是本案中黄耀燊给我们的启迪。

四、柔肝养血，舒筋活络治疗虚痹

（一）临床资料

一般资料：顾××，女，20岁。

主诉：反复头背抽痛3年。

中医诊断：痹病。

西医诊断：①头痛；②背痛。

（二）证治经过

首诊： 1987年5月1日。

「临证四诊」患者头背抽痛3年，高中毕业后停学，现生活中只要用脑多则头痛加剧，写字只能写一张A4纸。经诊治均未发现器质性病变，当地医院两次头部CT检查均正常。容易烦躁、受惊，怕到繁吵地方。舌尖边淡红，小红点，脉略数。

「理法方药」头背抽痛，却无器质性病变，应属于中医"痹病"范畴，头背抽痛亦有虚实之分，实证缘于风、寒、湿、热邪痹阻经络，虚证多缘于肝肾不足。肝血不足而出现筋脉拘急，不通则痛，《难经·二十二难》曰："血主濡之"，血液有濡养筋脉的作用。肝主藏血，淫精于脉，其华在爪。《素问·痿论》曰："肝主身之筋膜。"肝血虚少可出现筋痿麻木，屈伸不利，手足震颤，甚则瘛疭拘挛等症。本患者虚实夹杂，肝血不足，血不养筋为本，痹病经久不愈，久病入络，必有痰瘀，故黄耀燊对此患者辨证考虑为肝血不足，痰瘀阻络。所以制定了两个方剂，一方以化痰祛瘀、舒筋活络为主，滋养肝肾为辅，另一方以柔肝养血、强筋壮骨为主，祛风化痰止痛为辅。拟方如下：

方一：老桑枝30g　　葛根30g　　牛膝12g　　防己12g

　　　　白芍12g　　甘草3g　　女贞子15g　　生地黄20g

　　　　木瓜15g

方二：鸡血藤30g　　熟地黄20g　　何首乌20g　　续断12g

　　　　木瓜15g　　麦冬12g　　女贞子15g　　天麻6g

上二方交替配服，水煎内服，每天1剂，分2次服用，每方各服4剂，连服8天。

「方义药解」黄耀燊认为方一中老桑枝可以清骨火，具有清热通筋之效果，葛根大剂量使用可以柔筋止痛，白芍、牛膝活血祛瘀通络，生地黄、女贞子养阴清热，木瓜、防己祛湿消肿止痛，甘草缓和诸药。方二中选用大剂量的熟地黄、鸡血藤、何首乌养血柔肝，滋养筋脉，配合少量天麻祛风通络止痛，续断强筋，木瓜祛湿理筋止痛，麦冬、女贞子养阴滋补肝肾，诸药共奏养血补肝、柔筋止痛之功。

二诊：1987年5月10日。

「临证四诊」患者服上方8剂后各症均明显改善。开始看外文书，只能看半版，否则双眼球胀痛，随之头晕，数小时后始缓解。现可以仰卧，散步每次约20分钟，超时则背部抽痛。睡眠安，二便畅。自患病后，脸色萎黄，体重渐减轻约3kg。舌正红，脉数，98次/分。

「理法方药」患者气血较前恢复，筋脉得以滋养，抽痛感明显缓解。辨证仍以益气养阴，滋补肝肾，补血柔筋为法，继续熟地黄、何首乌、鸡血藤养血活血，枣仁、柏子仁、女贞子养阴，黄芪益气，木瓜、宽筋藤理筋通络止痛，拟方如下：

　　鸡血藤30g　　何首乌20g　　熟地黄20g　　枣仁12g

　　柏子仁10g　　女贞子15g　　黄芪20g　　木瓜15g

　　宽筋藤20g

水煎内服，每天1剂，分2次服用，服7剂。

三诊：1987年5月17日。

「临证四诊」背部肌肉痉挛程度及次数较前明显减少，可以看一篇外文医学文章。如果听别人外文口语，还可以纠正，能维持1小时以上。散步距离约1km。疲劳时背部肌肉抽动。舌正红，脉略数，92次/分。

「理法方药」辨证仍以养肝阴，补血柔筋止痛为主，继续熟地黄、何首乌、鸡血藤养血，川续断强筋骨，女贞子滋养肝阴，木瓜理筋止痛，海风藤、石楠藤祛风湿通络止痛，拟方如下：

熟地黄20g	葛根30g	鸡血藤30g	川续断10g
海风藤20g	石楠藤20g	木瓜15g	女贞子15g
何首乌20g	炙甘草5g		

水煎内服，每天1剂，分2次服用，服7剂。

四诊：1987年6月1日。

「临证四诊」患者精神好，基本无头痛，背部抽痛发作少，可自行活动、看书学习2~3小时，人多之处仍有不适。舌正红，苔薄白，脉略数，92次/分。

「理法方药」气血充盛，抽痛发作少，以滋补肝肾，培土固元，扶正固本为则，用怀牛膝、桑寄生、山萸肉、菟丝子滋补肝肾，龙骨镇惊安神，茯苓、生薏苡仁健脾，丹参活血祛瘀，木瓜理筋止痛，拟方如下：

何首乌20g	茯苓20g	龙骨30g	丹参15g
桑寄生30g	怀牛膝12g	木瓜15g	生薏苡仁30g
山萸肉12g	菟丝子20g		

水煎内服，每天1剂，分2次服用，服7剂。

五诊：1987年6月8日。

「临证四诊」患者诉每日活动时间增加，最长时间曾连续外出活动5小时，项背无发作疼痛。病情尚稳定，昨下午由于多种原因，晚上回家后突发项背痛，右上肢胀痛。经针灸后缓解，今晨又针1次，胃纳尚可，易汗。舌淡红，脉数，94次/分，经休息20分钟后把脉，较前平缓，82次/分。

「理法方药」旧疾复发，缘于情志内伤，肝火上扰，心神不宁，故而以镇肝柔肝，养心补肾，促进心肾相交为法，配伍强筋、理筋之品，选用生龙齿入心、肝经，具有镇惊安神、除烦热之效，百合入心、肺经，与浮小麦同用可养阴除烦，鸡内金健胃化痰，川续断强筋，木瓜理筋，女贞子、杜仲调补肾之阴阳，拟方如下：

百合30g　　　浮小麦30g　　鸡内金12g　　生龙齿30g（先煎）

女贞子15g　　茯苓20g　　　川续断12g　　木瓜15g

杜仲20g

水煎内服，每天1剂，分2次服用，服7剂。

（三）辨治思路

瘅病是一种临床常见病、多发病，同时也是一种顽疾，临床表现较复杂，有的呈现关节痛，有的则表现为肢体酸痛。《黄帝内经》根据邪气的偏胜，立有行痹、痛痹、着痹之分，其曰："风寒湿三气杂至，合而为痹也。其风气胜者为行痹，寒气胜者为痛痹，湿气胜者为着痹。"根据邪气侵及五脏的不同，又有五痹之称，其曰："凡痹之客五脏者，肺痹者，烦满喘而呕；心痹者，脉不通，烦则心下鼓，暴上气而喘，嗌干善噫，厥气上则恐；肝痹者，夜卧则惊，多饮数小便，上为引如怀；肾痹者，善胀，尻以代踵，脊以代头；脾痹者，四肢懈惰，发咳呕汁，上为大塞；肠痹者，数饮而出不得，中气喘急，时发飧泄；胞痹者，少腹膀胱按之内痛，若沃以汤，涩于小便，上为清涕。"根据邪气伤人的季节和部位的差异，又分论为皮、肌、筋、脉、骨痹，曰："以冬遇此者为骨痹；以春遇此者为筋痹；以夏遇此者为脉痹；以至阴遇此者为肌痹；以秋遇此者为皮痹。"

一般学者认为痹病是风、寒、湿、热等外邪乘虚侵袭机体，闭阻经络，气血运行不畅，导致肌肉、筋骨、关节酸痛、麻木、屈伸不利，甚至关节肿大灼热的一类疾病。也有久病使得正气受损，气血耗伤，因而可呈现不同程度的气血亏虚和肝肾亏损等证候。表现出正虚邪恋，虚实夹杂的病情。本案患者黄耀燊首诊即从虚痹入手，认为患者久病3年，正气亏虚，肝血不足，血不濡筋为主证，判断主证后，他即从虚痹着手，补血养筋为上。同时因痰湿黏滞，久而不化，从而采用了祛风湿、通经络、清骨

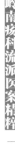

火的两方辨治法。黄耀燊的临证特色之一，对于复杂病情，擅长用两个方剂，交替服用，以达到扶正力强，祛邪力专的效果。不同于现代许多医家的看法，认为病情复杂，就使用大而全的复方。他这一辨治特色应用到许多疑难症，有用于股骨头坏死、腹痛、难治性结石病等。

临床上实痹多见，虚痹少见，虚痹亦可分为正虚邪恋型、肝肾不足型、阴血亏虚型、肾阳不足型。黄耀燊在论治本案中，辨治思路实际每诊都有变化，首诊、二诊时以正虚邪恋，阴血亏虚为主，以益气养荣、补血养筋配伍祛风湿、止痹痛为法，三诊时着重以藤类药物祛风湿、通经络止痛，四诊以滋养肝肾，理筋止痛为主，五诊则以脏腑辨治为重，着重心肾调和，滋补肝肾，正如《素问·痹论》所说："五脏皆有合，病久而不去者，内舍于其合也。"久痹不愈，复感外邪，病邪由浅入深，由经络而波及脏腑，出现脏腑气血阻闭。整个辨治过程充分体现了黄耀燊对虚痹病机的掌握之深，因后续诊疗过程，未再见黄耀燊的手稿，实为遗憾，以前五诊总结，亦值得后辈学习。

五、养阴活血辨治失眠

（一）临床资料

一般资料：赵××，女，78岁。

主诉：反复失眠多年。

中医诊断：不寐。

西医诊断：睡眠障碍。

（二）证治经过

首诊：1985年11月6日。

「临证四诊」患者多年失眠，需服用安眠药才能入睡。近1年非常疲倦，乏力。近两三个月声音低沉而嘶，上午每隔1小时左右需小便1次，量多、清，小便分叉，有余沥，大便时有秘结。半年前入院全面检查，诉大致正常。舌暗红、暗黄浊腻，脉弦实。

「理法方药」患者本已年迈体虚，气血渐衰，外加失眠日久，肝肾阴虚，耗伤太过，《灵枢·营卫生会》中云："老者之气血衰，其肌肉枯，气道涩，五脏之气相搏，其营气衰少而卫气内伐，故昼不精，夜不瞑。"隋代巢元方《诸病源候论·卷之三·大病后不得眠候》曰："大病之后，脏腑尚虚，营卫不和，故生于冷热。阴气虚，卫气独行于阳，不入于阴，故不得眠。"患者脉虽弦实，但疲倦、乏力，声低，小便清长，为气阴两虚，阳不入阴之象，故而以益气养阴，滋补肝肾为法，拟方如下：

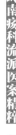

052

　　女贞子五钱　　菟丝子五钱　　覆盆子三钱　　白芍四钱

　　生地黄六钱　　麦芽一两　　　桑寄生六钱　　火麻仁（打碎）一两

　　太子参四钱　　黄芪五钱

水煎内服，每天1剂，分2次服用，共服7剂。

附：嘱每天服花旗参一钱，尽量减服安眠药。

「方义药解」本病案中辨证考虑肝肾阴虚，气阴不足，患者为年老体衰正虚所致失眠。以黄芪益气，配麦芽开胃养阴，预防黄芪之燥，太子参益气养阴，白芍养肝阴，女贞子、生地黄养肾阴，桑寄生补肝肾，强筋骨，菟丝子、覆盆子益肾固精缩尿，养肝明目，火麻仁滋阴通便。黄耀燊用火麻仁量较大，常用一两（约30g）左右，《肘后方》记载"治大便不通：研麻子，以米杂为粥食之。"他认为古人以火麻仁为粥，为健脾养阴之功，用量大方才有通便之效。全方以黄芪、太子参为益气滋补，兼顾养胃阴、肝阴、肾阴，滋补肝肾同时滋水行舟，养阴通便，药专效攻，直指主要病机。

　　二诊：1985年11月13日。

「临证四诊」患者服药7剂后睡眠改善，可以减少安眠药的用量，小便次数偏多且不能忍，尿量多，尿线分叉，仍声嘶，大便较前改善，舌尖边红，淡黄腐苔，脉弦。血压偏高：（160~170）/（80~85）mmHg。

「理法方药」考虑血压升高，舌尖边红，苔黄腐，阴虚内热明显，故而在上方基础上减去补肾之女贞子、覆盆子、桑寄生，加丹参活血养血祛瘀，麦冬、五味子养阴清热除烦，拟方如下：

丹参五钱　　　麦冬三钱　　　菟丝子五钱　　　白芍四钱

生地黄六钱　　麦芽一两　　　五味子一钱半　　太子参五钱

黄芪五钱　　　火麻仁（打碎）一两

水煎内服，每天1剂，分2次服用，共服6剂。

三诊： 1985年11月19日。

「临证四诊」患者服用上方6剂后无不适，精神改善，睡眠前仍服安眠药，量较前减少。胃纳可，小便次数较前减少1~2次/天，声音略嘶，自觉有痰。舌红，中心淡黄苔，脉弦搏指、缓。

「理法方药」考虑患者有痰，声音略嘶，小便次数减少，精神改善，气阴两虚为本，肺气不宣，小便不利。《金匮要略·血痹虚劳病脉证并治第六》篇："虚劳虚烦不得眠，酸枣仁汤主之。"认为虚劳之人，心肝血虚，肝气不荣，则魂不得藏；魂不藏故不得眠。酸枣仁补肝敛气，收敛安神。冬虫夏草补益肺肾，川贝母化痰散结，墨旱莲、女贞子滋养肝肾之阴，龙眼肉养血安神，枣仁、麦冬、生地黄养阴清热，珍珠末清心安神，火麻仁养阴通便，拟方如下：

冬虫夏草三钱　　川贝母二钱　　女贞子五钱　　墨旱莲八钱

龙眼肉五钱　　　麦芽一两　　　生地黄六钱　　麦冬三钱

枣仁四钱　　　　火麻仁（打碎）一两　　　　珍珠末一分

水煎内服，每天1剂，分2次服用，共服5剂。

四诊： 1985年11月26日。

「临证四诊」患者服用上方后，白天精神好，尿频减少，夜尿仍每晚2次，睡前仍服安眠药，仍声嘶，痰少，大便顺畅，舌暗红，脉弦缓。

「理法方药」考虑肝肾不足，气阴两虚，肺气不宣之证未变，症状略有减轻，药物适当调整，冬虫夏草、小环钗补益肺肾，墨旱莲、女贞子滋养肾阴，远志安神益智，枣仁收敛安神，白芍养肝阴，生石决明清肝安神，覆盆子益肾固精缩尿，拟方如下：

冬虫夏草三钱　　小环钗六钱　　麦冬三钱　　墨旱莲六钱

女贞子五钱　　　白芍四钱　　　远志一钱　　　生石决明一两

枣仁四钱　　　覆盆子四钱

水煎内服，每天1剂，分2次服用，共服7剂。

后患者睡眠改善，未行复诊。

（三）辨治思路

中医将失眠症称之"不得卧""不得眠""目不瞑""不寐""失寐"等。卫气日行于阳经，阳经气盛而主动，神动出于舍则寤，夜行于阴经，阴经气盛而主静，神入于舍则寐，认为阴阳相合为睡眠的生理基础。《灵枢·大惑论》曰："卫气不得入于阴，常留于阳，留于阳则阳气满，阳气满则阳跷盛，不得入于阴则阴气虚，故目不瞑矣。"确立阳不入阴、营卫失和、脏腑失衡为失眠的总病机。

历代医家对失眠都有不同的认识，但不外乎感受外邪、情志所伤、饮食所伤、气血虚衰等。本案患者明显属于气血虚衰所致，张仲景在《金匮要略》中有关心肝血虚和心肺阴虚而致"不得眠"的认识，及其相应的治疗方剂酸枣仁汤和百合地黄汤等，临床使用广泛。黄耀燊此案的辨证正是从肝、肺、肾三脏之阴气不足来论述的。

失眠论治中脏腑辨证亦是一个重要思路。孙思邈在《千金要方》中曰："五脏者，魂魄宅舍，精神之依托也。魂魄飞扬者，其五脏空虚也，即邪神居之……脉短而微，其脏不足则魂魄不安。"认为不寐由脏虚邪居，魂魄不安而引起。宋代许叔微在《普济本事方》中提出："卧则魂归于肝，神静而得寐"，强调了肝魂在睡眠机制中的重要作用。朱丹溪善于从郁、火、痰入手，他认为不寐的论治需要围绕肝、肾、脾三脏辨证论治。明代张介宾在《景岳全书》云："盖寐本乎阴，神其主也，神安则寐，神不安则不寐"，认为"肾阴虚、肾水不能上济于心而使心火独亢"，失眠的本质即是心肾不交，阴虚内热而烦。

本案四诊的辨治中首诊以滋养肝肾之阴为主，而患者出现舌苔黄腐，虚火上炎之证，黄耀燊调整思路，改为活血祛瘀除烦，养阴清热，三四诊时再以滋养肺肾之冬虫夏草、小环钗为主，四诊后患者体质较前改善，则用少许重镇清肝之石决明。本案患者医案为黄耀燊手写于工作笔记中，照原稿整理，并请其弟子、亲友求证笔误，辨治思路及方药意义为笔者分析，深刻感受到黄耀燊临证察机之精，患者四次求诊虽都是以失眠为主诉，但次次选方用药都有其不同之处，仔细揣摩，方得一二。本案中方药剂量保留黄耀燊原始手稿之中钱的计量单位。

（书稿整理：刘明　　指导：蔡炳勤、赖振添、黄燕荘）

第二章　黄耀燊学术思想简述及医案赏析

第三章　蔡炳勤学术思想简述及医案赏析

第一节　祛邪为匡正

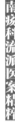

　　蔡炳勤从事中医外科医、教、研工作五十余年，临床经验十分丰富，其核心学术思想为外科"正邪"观，即"祛邪为匡正，邪去更扶正"。正是围绕外科手术所导致的人体正邪病机变化，开展中医药辨证论治。其内涵深刻，是融汇古代哲学气的一元论、《易经》辩证思维、《黄帝内经》正邪理论、《伤寒论》正邪辨证方法、《温病条辨》气血理论、《外科正宗》内外并治理论等，继承创新而得。他以独特的中医思维看待"手术"，探索中医经典理论对外科术后的指导作用，总结术后诸症的中医辨治经验，发扬当代外科临床的中医优势。

　　在外科"正邪观"指导下，"祛邪为匡正"是以中医思维论述"手术"这一特殊的外治法对现代中医外科临床的影响，认为外科始终以"外治"为特色。"邪去更扶正"强调中医经典理论对外科术后临床的指导作用，更重视各种内治法。并以"虚邪"论治周围血管病，提出"因虚致瘀"，以"伏邪"论治急性胰腺炎，提出"邪伏膜原"。兹分别阐述如下。

　　《素问·六微旨大论》云："非其位则邪，当其位则正，邪则变甚，正则微。"《素问·刺法论》云："正气存内，邪不可干。""正"与"邪"是任何疾病过程中自始至终存在的一对基本矛盾，一体两面，如影随形。病有多端，理无二致，疾病的病位、病因、病机、病性、传变、转归、预后皆可归为正邪交争和转化。《素问·通评虚实论》云："邪气盛则实，精气夺则虚。"《素问·评热病论》云："邪之所凑，其气必虚。"《灵枢·口问》云："故邪之所在，皆为不足。"正虚为百病之由，正虚之处即为容邪之所，扶正为去病之要，故而"扶正祛邪"是中医数千年来的治疗大法，历代名医都有自己的发挥。张仲景将扶正祛邪的理念贯通于辨证论治的始终，并与脏腑辨证、六经辨证结合，形成独特的方证体系；吴鞠通在《温病条辨》中强调温病发病的关键是正气虚损，清热祛湿而不伤阴；张从正在《儒门事亲》中主张攻邪以达正等。

蔡炳勤认为现代中医外科不可忽视手术，在深谙《黄帝内经》正邪理论内涵，理明《伤寒论》正邪辨证体系，传承《外科正宗》正邪论治思想的基础上，提出"祛邪为匡正，邪去更扶正"。扶正祛邪的论治大法，在外科，首言"祛邪"，其"祛邪"的内涵，虽不限于手术，但确是以手术为特色。正如《黄帝内经》所言"非其位"就是邪，外科祛邪，正是用各种外科的手术技术祛除原本不在其位的各种肿瘤、结石、梗阻等解剖异常。外科的"祛邪为匡正"包含以下内容。

一、溯源手术，实为外治

手术自古就有，是中医扶正祛邪的外治手段之一，否认手术，即否认中医的传统。早在原始社会就出现了最早的外科治疗方法，就是用草药、树叶包扎伤口，拔去体内的异物，压迫伤口止血等。《山海经·东山经》中记载了最早的外科手术器械"砭针"。《灵枢·痈疽篇》中记载了最早的截趾以治疗血栓闭塞性脉管炎的外科手术疗法，"发于足指，名脱痈。其状赤黑，死不治；不赤黑，不死。不衰，急斩之，不则死矣"。同一时期的《五十二病方》中提出了治疗腹股沟斜疝的外科手术疗法。汉代华佗在麻醉术与外科手术方面的杰出贡献，被历代医家尊为外科鼻祖，其影响波及国外。据记载，晋代已有以修补唇裂为专长的外科医家。隋唐的外科手术已达到颇高的技术水平，《诸病源候论》较真实地保留了隋代肠吻合术、大网膜血管结扎术、大网膜坏死切除术等手术方法和步骤。宋元时期手术技术进一步提高，《世医得效方》记载手术创伤、出血等刺激会引致患者虚脱、休克等，强调必须"用盐汤或盐水与服，立醒"，这是一个十分重要的创见。王肯堂《证治准绳》中还记有许多外伤手术治疗方法，如耳落再植术等。明清时期是中医外科发展的繁荣时期，三个著名的学术流派中以陈实功为代表的正宗派推崇内外并重，外科技术得到进一步发展，他还十分强调综合止血术，如《外科正宗》所言"血飞不住，治宜如圣金刀散掺伤处，纸盖，绢扎，血即止"。

回顾历史，我们可以看到外科手术作为中医外科一种治疗疾病的手段，先辈们从古至今从未停止过探索，手术与中医外科的发展一脉相承，密不可分。只是近百年来相比西方先进手术器械、微创手术有所落后，然其作为"外治法"的地位始终未变。

二、局部外治，整体辨证

1. 手术局部与整体论治相结合

手术作为外治法的一种，是外科不同于内科的突出之处，更是在整体观念指导下的重要局部治疗手段。整体观念是中医最重要的原则之一，中医外科历来讲究局部辨证与整体辨证相结合，如脓、疮疡、痛、麻木的辨证，辨脓之有无的各种方法，如按触法、点压法、透光法、穿刺法等均为局部辨证。通过局部辨证以采用外治法一直是中医外科的最大优势之一，也是区别于中医内科的重要特征。循内科之理以治外科之病，乃是外科的基础；而直接作用于患处的外治法又为外科所独有。局部与整体相结合的外科独特辨证体系，决定了中医外科必须内外结合。一般来说，轻浅小疾，单用外治即可痊愈，而重大疾病若非内外并举，则难以奏效。

2. 从整体辨证的角度对外治手段进行权衡

中医整体观念中，十分重视外治方式及时机的选择。例如，疮疡病脓未成未溃之时，断不可切开，脓成之后，切开要大，引流要充分，脓出溃后，则需适时停用引流，改用生肌收口之药膏。在现代外科临床中，重症胰腺炎早年主张手术，反而疗效欠佳，现今认识到只有坏死渗出较重时，可行后腹腔镜清创引流，不急于扩大手术范围，正是强调手术时机的重要性。肠梗阻患者，若肠道未扭转，可选用保守治疗，保守有效者则无须手术。心肺肝肾功能欠佳、并发症较多的患者也要权衡手术是否耐受，这都是当代外科"整体观念"的体现。而中医外科在中医理念指导下更是强调不可"为手术而手术"，防止"一把刀主义"。

3. 在整体辨证的指导下，更加重视"以人为本"

急腹症中西医结合治疗的成功，把急诊手术变成了择期手术，把一些需要手术治疗的患者变成了非手术治疗。这一系列外治手段的变化，充分体现了中医的"因人而异"，同现代医学所追求的"个体化治疗"具有异曲同工之处。另外，在开展手术时，充分沟通，既强调手术的必要性，也不可过分夸大手术效果，高度尊重"人"的意愿。我们不仅治人的病，更治患病的人，尽管外科采取相同的手术，但体质不同，术后的中医康复治疗则完全不同。"以人为本"的理念让我们的临床思维不再局限于短短的住院手术期，而是关注患者从入院到出院、康复、预防等整个过程，这也是"因人制宜"理念的实际运用。

三、外治祛邪，实为匡正

手术是中医扶正祛邪的一种外治手段，要坚持"祛邪为匡正、祛邪不伤正或少伤正"的原则。正邪相争，邪强则必伤正，只有邪去方可正安，采用局部手术来祛除对人体有害的组织，从而保持整体脏腑的正常功能，正是中医千百年来重要的扶正祛邪手段。

蔡炳勤以中医思维看待"手术"，认为手术是用一种符合患者生理的解剖畸形（解剖重建，异于正常解剖结构）来替代患者存在的病理畸形（解剖及功能异常）。这种病理畸形就是中医理论中的"邪"，即《黄帝内经》所言"非其位"，正常的生理功能就是"正"。手术就是"祛邪匡正"的一种医学治疗手段。例如，各种实体瘤的切除、脓肿的切开引流、局部病变如阑尾、胆囊切除等，手术可去除病灶，减少机体的损害，起到客观确切的"祛邪"作用。清创缝合术能停止气血外泄，又防止外邪从伤口入侵，起卫外固本的作用。肠粘连松解术、肠道肿瘤的切除术、胆道结石的取出术起行气疏通的作用。消化道大出血、腹腔脏器破裂出血等手术抢救起到回阳救逆的作用。微创介入行下肢动脉血管再通，是祛瘀法则的拓展。泌尿外科微创手术祛除结石，保持排尿通畅实则是祛除"非其位"之邪，保证"在其位"泌尿系统的功能正常发挥。可见，种种外治手术的开展，最终目的就是挽救患者机体正常的生理功能，正是"扶正"。

四、祛邪之法，与时俱进

古代言"开膛破肚"，闻者色变，外科鼻祖华佗正是因对曹操讲"开颅取瘤"而被其杀害。可见，手术尽管是外治法的一种，然其首先要做到"不伤正或少伤正"，正如现代医生所言，不管你的手术技术如何成功，患者确因手术而死亡，就是失败。从古至今，手术都被医患双方看成是一把"双刃剑"，可切除坏死组织，也可给正常组织带来损伤，任何手术都伴随着气血耗伤，气滞血瘀，对身体也是一个重要打击。

"祛邪不伤正"是古今众多医者的追求，以乳腺癌为例，早期主张切除范围越大越好，从根治术到扩大根治术，到目前的改良根治术、保乳手术，近一个多世纪的艰难探索，无数临床实践证实了保护正常组织的重要性。可见，传统理念与现代治疗方法是相吻合的，现代医学手术的发展历程是从腔外手术到腔内手术，从破坏性手术到再造性手术，从扩大手术到微创手术，这正是向中医"祛邪以救本，祛腐不伤新，祛邪不伤正"这种观念的回归。

为了"祛邪不伤正或少伤正"，就要改良祛邪之法。如今大众都知晓"开膛破肚""开颅取瘤"不一定会死，这就是缘于外治手段的进步。在中医理念指导下学习"不伤正"或"少伤正"的外治法，即"微创手术"，如腹腔镜、胆道镜、多功能手术解剖器（刮吸刀）等先进技术，并与时俱进，果敢吸取现代文明的所有优秀成果，是提高临床"扶正祛邪"能力的手段。这与现代外科所追求的快速康复理念一致，即用最少创伤、最强优化的综合治疗方案促进患者的快速康复。只有采用当前最好的治疗方案，包括手术方案，才能真正更好地"少伤正"，为患者服务。

广东省中医院外科引入浙江大学彭淑牖的"刮吸解剖器"，拓展使用非常成功，正源于中医理念的指导。"刮吸解剖器"与现今的超声刀、水刀、离子刀等手术器械的价格相比，价格低廉，它以圆钝的刀头配合同步吸引，在"去留清晰"理念指导下，主动将不需要的组织刮下或凝切，留下重要管道，正是力求"不伤正"或"少伤正"。但并非人人都可以用好，根本在于广东省中医院外科在大量实践的基础上，刮吸解剖术的形成。即在中医"阴阳平衡"理念的指导下强调"去留清晰，刚柔并济，厚薄适宜，快慢结合"。刚为阳，柔为阴，浅、上为阳，深、内为阴，快慢亦互为阴阳，刮吸时的力度及通电功率亦不可过大、也不可过小，而要讲究平衡适中。正是中医理念与现代技术相结合，才使得广东省中医院的外治手术别具特色。近年来，我们在"祛邪少伤正"理念指导下，大力发展微创技术，胰十二指肠微创手术国内领先，"胰腺微创中心"在广东省中医院挂牌，微创技术已达国内领先水平。

中医从来就是与时俱进的，如明清许多外科大家勇于吸取温病的气血辨证理论来治疗外科病，近代张锡纯更是创下"石膏阿司匹林汤"的名方。只有在中医理论指导下，不断学习、掌握先进的祛邪之法，才可真正体现"祛邪为匡正""以人为本"的内涵。

第二节　邪去更扶正

外科手术祛邪的干预，使得外科术后的病机发生了复杂的变化。术后早期由于手术刺激使得将军之官"肝"应激而亢，呈现"正盛邪退、余毒未清"之态，肝旺脾虚、肝盛肺弱，容易出现失眠、呃逆、咳嗽、便秘等应激表现。术后中期或呈"邪衰正复"而痊愈，或呈"正退而邪进"，此时多以扶正固本、祛邪解毒为法，注重脾胃功能的康复。术后久病者，多为"正虚邪盛"或"正虚邪恋"，持续扶正为上，适时祛邪为辅，需审时度势，辨证而为。术后的正邪斗争实则包含气血阴阳、脏腑经络、表里虚实各个方面，不同手术、不同体质其发病各不相同，论治也各有特色。蔡炳勤在外科"正邪观"学术思想指导下有如下几个突出的学术理论，阐述如下。

一、术后应激，正盛邪退，论治从肝

外科手术或严重的外科感染刺激，可激发人体的应激反应，引起人体汗出异常、睡眠障碍、情志改变、胃肠功能障碍等一系列症候，这些可统称为"术后应激证"。

《素问·灵兰秘典论》言："肝者将军之官，谋虑出焉。"《素问·宣明五气论》曰："肝藏魂。""谋虑"和"魂"都是精神情志的反映，唐容川说："夜则魂归于肝而为寐"。中医"肝"具有调情志、主疏泄的作用。国医大师陆广莘认为手术创伤，术后早期机体呈应激状态，肝作为"军用"脏器，首当其冲。肝调动全身气机，疏泄有利，产生一系列机体代谢和功能的改变，具有积极防御意义，是"正祛邪"。此时机体呈"正盛邪退之态"。但是，患者原本之邪已因外科手术而解，但由于手术刺激、麻醉影响、情绪变化致使血液不循经络，血液凝滞，气血不畅，亢而为邪，肝疏泄失常，也可出现气血紊乱、脏腑功能失调，此时正气充盛，但不可打击攻伐，而应疏解调和为主。故而蔡炳勤提出"术后应激，正盛邪退，论治从肝"。

（一）应激而汗

外科大手术后，症见日夜汗出连绵，动则更甚；或夜间汗出，汗湿襟衫；或上半身汗出，"齐颈而还"。术后汗出与肝、脾、肺三脏有关。

1. 木亢而郁

《素问·经脉别论》言："疾走恐惧，汗出于肝。"外科患者往往会对手术产生恐惧，引起紧张、焦虑、烦躁、抑郁等不良心理反应和情绪波动，这些都与"肝"主情志相关，术后应激而亢，疏泄失常、情志不调会引起汗出异常。

2. 木反侮金

日夜汗出，多为术后肝之应激过度，肝木亢反侮肺金，肺主气功能受影响，外加术后各种监测仪器的束缚，管道牵制，"久卧伤气"，加重肺气虚。《素问·阴阳别论》言："阳加于阴，谓之汗。"肺虚不固，营卫不和，则阴阳失调、汗出不止。

3. 木旺乘土

脾为汗之源脏也，津液化生，源于水谷之精气。肝之应激过度，肝失疏泄，木旺乘土，脾运化无力，水湿停聚，久而生湿，"湿邪"蕴久化热，向上蒸腾而为汗。术后常见上半身汗出，汗出不畅，黏腻不爽，如《素问·痹论》言："多汗而濡者""此逢其湿甚也"，可见"肝郁脾虚"也是术后汗出常见的原因。

蔡炳勤认为术后汗症可以"疏肝"为大法，佐以益气固表，健脾化湿。可选用"四逆散"这一疏肝健脾的代表方为底，方中枳实苦泄辛散，性烈而速，破气力强，如遇体质虚弱，气虚明显，可用性和力缓的枳壳替代；柴胡味苦微辛，为疏肝解郁之要药，柴胡量大则散，量小性升，用于治疗术后汗症，用量宜大，取其散，意在疏理气滞；白芍性味酸甘，敛阴和营。柴胡、枳实重在疏理气机，入气分，白芍重在入血分，卫属气，营属血，全方共奏疏理气机，调和营卫之功，气机和顺，营卫二气循行有节，阴阳调和，汗出自解。兼有肺气虚者用玉屏风散，兼有脾虚湿胜者可用二陈汤。

（二）应激不眠

外科术后症见入睡困难，或寐而不酣，时寐时醒，或醒后不能再寐，重则彻夜不寐，甚则昼夜颠倒。术后失眠与肝、心、胆、胃相关。

1. 肝郁不寐

《素问·五脏生成论》言："故人卧，血归于肝，肝受血而能视，足受血而能步，掌受血而能握，指受血而能摄。"《血证论》言："肝藏魂，人寤则魂游于目，寐则魂返于肝。"都说明肝对人的睡眠起着主要的调控作用。因手术刺激，肝应激而亢，致肝之疏泄、藏血功能失调，人静而血不能归肝，则不能入睡。另外，手术产生恐惧、紧张、焦虑、烦躁等不良心理反应和情绪波动，更加不宜入眠，正如《景岳全书·不寐》言："盖寐本乎阴，神其主也。神安则寐，神不安则不寐。"睡眠与情志活动息息相关，而肝主情志疏泄，若肝失疏泄，情志不舒就易出现失眠多梦等。此时可以疏肝调气机之四逆散加减。

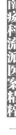

2. 肝火扰心

心主神明，神安则寐，心神被扰，则生不寐。肝之应激过度，肝木亢，肝失疏泄，郁而化火，上扰心神，心神不宁则眠不安。故术后患者常出现口干口苦、心烦、舌尖红等不适，对环境异响敏感，易惊醒，且多梦。此时应以四逆散配伍栀子、淡豆豉、莲子等清心火药物，以疏肝清心宁神。

3. 胆胃不和

《集验方》曰："大病后虚烦不得眠，此胆寒故也。"余师愚《疫病篇》："瘥后触事易惊、梦寐不安，乃余热挟痰、痰与气搏。"外科手术耗伤气血，与古人言"大病后"类似，术后紧张、焦虑等不良情绪及术后应激均影响肝之疏泄功能，肝亢而郁。手术禁食、肠道准备或胃肠道手术，麻醉、卧床等因素直接或间接损伤中医之"脾胃"功能，术后脾之运化失常，易生痰湿，胃之通降受阻，"胃不和则卧不安"，胆胃不和，痰热内扰，此类失眠可以柴芩温胆汤加减，柴胡、黄芩同用可疏肝解郁而清少阳经热，《本草思辨录》言"黄芩为少阳经热之药，竹茹为少阳腑热之药，古方疗胆热多用竹茹，而后人无知其为胆药者"。半夏、竹茹合用，化痰浊、清胆热、和胃止呕。治痰先治气，气顺痰易消，佐以枳实下气消痰、通痞上逆；陈皮燥湿化痰，又能健脾理气。痰之所生，其邪之本在湿，脏之本在脾，故以茯苓健脾渗湿，以杜生痰之源，且有宁心安神之效。使以甘草、大枣健脾补土，生姜助祛痰止呕，又解半夏之毒。诸药合用，化痰而不过燥，清热而不过寒，使痰热得化、胃气和降，共奏理气化痰、清胆和胃之功。

（三）应激呃逆

外科术后症见呃逆发作，日夜不止，或时断时止；恶心呕吐，不欲进食，或食入即呕，这多与肝、胃相关。肝疏泄过度，亢而上扰，横逆犯胃，胃气不降，反而上逆，湿浊中阻，腑气瘀滞。治疗时可以疏肝健脾、和胃降逆为法，多以四逆散合半夏泻心汤、旋覆代赭石汤或左金丸加减。

（四）应激便秘

外科术后症见腹胀、脘闷不舒、大便不畅或数日不解，多与肝、脾相关。术后肝疏泄失常，气机不畅，木旺乘土，土湿壅滞，运化乏力，肠道传导失司，滞而不通，则大便难出。此时应以疏肝健脾、通腑泻浊为法，多以四逆散合加味枳术汤加减。加味枳术汤是蔡炳勤在枳实、白术基础上加莲梗、苏梗而成，莲梗健脾通中焦，苏梗开宣肺气，二梗的选用有中医"取类比像"之法，两头空，中间通，以寓肠腑通畅。应激便秘并非湿热内聚、燥屎内结，乃气机不畅所致，故而以疏肝调气、健脾导滞为主，少用苦寒攻下，因此时"正盛邪退"，应避免攻伐。

总之，术后应激，不离"柴芩"，从肝亢而治，却少用清肝、镇肝，和解为上，随症加减，可谓"法仲景而不拘泥于方"也。

二、术后不健，正退邪进，脾胃为本

无论是肝胆、胃肠或是泌尿、血管等各科腹部手术，由于术前禁食、肠道准备、麻醉的影响，术中气腹、胃肠道解剖改变，术后卧床制动、禁食禁饮、停留各种引流管道，多少都会损伤患者的脾胃功能。脾胃运化受阻，气滞、水湿内停，症见呃逆呕吐、脘腹胀痛、纳谷不香、二便不调等水湿困脾之证。术后早期，正盛邪退，若治疗得当，或手术刺激小，或原本体质强盛者，则疾病很快向愈。而有些手术较大，刺激较重，或患者体弱，经过早期"正气应激而盛"后，不能及时补充或消耗太过，正气渐退，而痰湿、瘀血、浊毒等术后新的"病邪"渐进，呈现发热、肢倦、呕吐、腹胀腹痛加重等重症，如湿浊凝聚，久而不散，伤及脾阳，中阳不振，温煦不足，胃降乏力，壅滞积食，则发"胃瘫"；脾虚日久，关门不利，腑气不通，则呕、痛、胀、闭尽现，而发"肠结"，此时应以扶正固本，祛邪解毒为法，从脾胃论治。

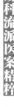

李东垣《脾胃论》言："饮食入胃，而精气先输脾归肺，上行春夏之令，以滋养周身，乃清气为天者也；生已而下输膀胱，行秋冬之令，为传化糟粕，转味而出，乃浊阴为地者也。"《素问·灵兰秘典论》曰："脾胃者，仓廪之官，五味出焉。"脾胃具有吸收水谷，传输精微，代谢糟粕之功。外科术后，多伤脾胃，而胃肠手术，更是直接损伤。脾之升动受阻，积湿加重；手术刺激致瘀血停滞、浊毒内生。太阴湿土，得阳始运，脾居中央而灌四旁，脾阳充盛则如阳光普照，阴霾尽散，水湿、糟粕随阳转运，此生生不息之道，就需"温运"而得。温者，暖也、柔也，为脾气运化水谷精微的原动力。运者，转也、动也、行也、用也，脾之运化，生万物而法天地，皆赖其不断转动而为用。温而助其常，运而助其变，顺乎脾胃之性。水湿得温则化，得运则行，气得温则行，得运则健。溯源于《黄帝内经》及《脾胃论》的脾胃学说，蔡炳勤在外科术后，提出"温运脾胃，以促复健"的方法。

1. 脾生清、胃降浊

脾主升清，输布水谷精微上达头目，下至全身。而"胃以降为顺"，主降浊，胃降而脾气得升，阳升而胃体得充，胃用有源，得行正常的通降功能。蔡炳勤常用升麻、桔梗等助脾升，或黄芪、升麻以补气温中升提，以木蝴蝶、佛手、代赭石等助胃降，脾胃不和用茯苓、荷叶。

2. 温脾阳、治湿聚

湿与脾阳为因果，手术创伤，卧床制动等因素，损及脾阳，脾气不足，湿聚显现，《黄帝内经》言："劳者温之"，温阳是祛湿之先导。湿在上，宜防风、羌活，风能祛湿；湿在中，宜乌药、益智仁；湿在下，宜泽泻、川草薢；寒湿宜姜术桂；酒湿宜葛花、砂仁、肉豆蔻、神曲。

3. 治腹胀，分虚实

湿与气虚相加，便生腹胀，"胀在肠腑"，食入胀加，兼有腹痛，多为"实胀"，宜清腑，用中满分消丸，扶正理气，宽中化热，以开鬼门、洁净府，表里上下，分消以为治。术后中期，多见胃肠伤于寒湿，脘满胀痛，不思饮食，四肢倦怠，舌苔白腻等。此为"胀在脏"，胀而不满，满而不痛，为"寒胀""虚胀"，用厚朴温中汤，可温中燥湿行气除满。至若中阳不振，推动无力，排空障碍之胃瘫证，则选用理中汤合四磨饮以温运中阳，下气降逆。

4. 治浊瘀，重通腑

"浊"包含"血浊"与"浊毒"，血浊是血液黏稠度升高，与术后应激有关；"浊毒"是指外科感染性疾病术后遗毒，肠道手术"流毒"，手术留瘀，滞而不通。术后胃肠功能未能恢复，多与浊毒留滞相关，多用泻下法排毒。常用温脾汤（大黄、附子、干姜、党参、甘草）泻下冷积，温补脾阳。或用加味大黄附子汤（大黄、附子、莱菔子、细辛）保留灌肠。蔡炳勤主张大承气汤灌肠应辨证应用，适用于邪热内结之腑实证，如肠梗阻未行手术者或术后肠结伴高热、呈湿热内蕴表现者，而更多术后患者因肠道准备、术后禁食，致肠腑空虚，实为寒积，法当温下。

5. 养胃阴，宜甘润

外科手术常用抗生素，苦寒败胃，胃阴受损，常见口干舌燥，食不知味，舌质光红无苔等症状。"有胃气则生"，中医顾护胃气十分重要，现代快速康复理念也主张患者早日进食，宜用生脉散、小建中、益胃汤类以复胃阴，同时可嘱患者适时含服麦芽糖，以滋胃阴。

6. 养脾阴，防过燥

万物抱阴而负阳，脾亦有阴阳之分。《素问·示从容论》中还记载："四肢懈惰，此脾精之不行也。"《灵枢·本神》曰："脾藏营，营舍意，脾气虚则四肢不用，五脏不安。"人体之津液均属于"脾阴"。外科术后留置 T 型管引流、胃肠道造瘘、消化液引流于体外之时，都可从"脾阴不足"进行论治。蔡炳勤研读经典，总结历代医家之言，认为百合、白芍、山药、莲子为外科术后"甘淡平补"之滋养脾阴药物。对于体液引流较多者，讲究温脾阳而不可过燥，如唐容川《血证论·男女异同论》言："脾阳不足，水谷固不化；脾阴不足，水谷仍不化也。"

7. 温肾阳，助运脾

对于手术耐受性差、并发症多的老年患者，脾虚及肾，久病肾虚，肾阳不足，水湿内停。症见面色苍白、全身疲软、四肢不温或水肿，此时单一温脾阳难去顽固之寒湿，需助命门之火以温元阳，促使脾气得运，水湿得化，可用实脾饮加减，脾肾同调，培先天助后天，温阳利水，行气祛湿。

8. 温运法，重外治

《素问·异法方宜论》言："故圣人杂合以治，各得其所宜，故治所以异而病皆愈者，得病之情，知治之大体也。"蔡炳勤的温运法还突出了外治特色，如用粗盐炒吴茱萸熨腹外敷，可暖脾温肾，消胀止痛。隔姜、隔蒜艾灸温通经络，温脾行气。热水沐足可温运四肢气血、温煦肾阳又助眠。耐心开导、温言软语可使患者心情舒畅。众法并用，中焦得温则运，气血调和，诸症改善。

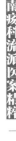

三、术后虚劳，正虚邪恋，扶正祛毒

外科大手术后或严重术后感染的患者，每每出现面色苍白，气短懒言，声低息微，食欲减退，神疲肢倦，潮热盗汗，失眠多梦，持续低热等脏腑亏损、气血阴阳虚衰的临床表现，持续时间较长，"外科手术创伤、打击和感染"为特定病因，蔡炳勤称之为"外科虚劳证"。此期多为患者正气亏虚，邪气胶着所致。《素问·通评虚实论》："精气夺则虚。""虚劳"首见于《金匮要略·血痹虚劳病脉证并治第六》："夫男子平人，脉大为劳，极虚亦为劳。"虚劳病本为脏腑亏损，气血阴阳虚衰，久虚不复；然"外科虚劳"不同于"内科虚劳"，在于手术刺激，手术祛邪同时耗气伤津，正气亏耗。气不循经则耗、则散，血不循络则虚、则瘀，气虚不行血，血虚则生瘀，瘀久而化热，热极化毒，阻塞脉络，瘀毒停滞脉络，外加原本外科疾病内伤脏腑，故在机体"正虚"基础上，复见痰浊、瘀血、热毒等"内邪"交争不去，出现腹部胀满、疼痛，二便不利，神情异常，恶心呕吐，甚至持续寒战高热等实证表现，呈现"虚实夹杂、寒热错综、阴阳不调"的复杂病机。蔡炳勤主张"扶正祛毒"，提出"一优二因三脏四法"：优化手术祛邪方式，重视虚实病因，突出"肝、脾、肾"三脏，采取"调、健、扶、通"四大治法。

1. 优法为先

《素问·四气调神大论》言："是故圣人不治已病治未病，不治已乱治未乱，此之谓也。"唐代孙思邈在《黄帝内经》的基础上提出"上医医未病之病，中医医欲病之病，下医医已病之病"。对于临床上体质亏耗、感染严重、欲行较大手术，术后可能出现"外科虚劳"者，术前则需有中医"治未病"的理念，选择最优化的治疗方案。即包括手术祛邪方式的选择，力求微创、损伤小，在患者可以耐受的范围内。还包括术前准备：如严重的胆道结石感染，可先行PTCD（经皮肝穿刺胆道引流术）引流，控制感染，再行二期手术取石，以减少对机体的刺激；条件许可的胃肠肿瘤，先行术前新辅助放、化疗，再行二期手术，以减少对组织的伤害；术前通过调摄情志减少对手术的忧虑；通过吹气球、翻身或体位练习，以锻炼心肺功能等，都是减少"伤正"的措施。另外还包括术后康复方案，如疏肝健脾、温阳助运等措施以扶正固本，在"外科虚劳"发生之前做好充分的准备，减少"外科虚劳"对机体的打击。

2. 重视病因

"外科虚劳"的病因有二，一为手术刺激或感染打击，二为机体原本疾病所致的脏腑内伤。手术祛除机体本身邪毒，却也耗气伤津，原发病邪导致气血内伤，手术局部祛除后，脏腑、经络之中仍有余毒未清，还易酿生痰湿、瘀血等新"邪"，正气不能立复祛毒，则正虚邪恋，虚实夹杂。而且正邪双方不断转换，若邪盛则可见高热、腹痛、苔黄厚腻等实证，若正虚邪弱，则可见疲倦、乏力、面色㿠白、舌淡、脉弱等虚证。此时论治不可一味攻邪，也不可过于滋补而助邪，必须攻补兼施，扶正祛邪，以疏肝、健脾、温肾、畅三焦为主，同时要注意化痰、祛湿、活血、解毒、清热等并用。

3. 三脏并举

"外科虚劳"论治必须重视肝、脾、肾三脏。手术或感染打击，多会引起机体应激，肝亢而疏泄失常，临床见汗出异常、烦躁失眠、呕逆便秘等。肝郁则全身气机不畅，百病生于气，气滞于脏腑经络，诸症可见。故而"疏肝"在外科虚劳论治中十分重要，临床多用四逆散加减。实证明显时以柴胡、黄芩疏肝清热；虚证突出时则以柴胡、白芍疏肝养阴、和解枢机。

肝旺最易乘脾，脾虚则酿湿生痰、外加气滞、痰浊互结，久而成毒。而虚劳病发，五脏气血阴阳俱虚，极易虚不受补，需抓其根本。因脾主肌肉，外应于腹，运化水谷精微，为气血化生之源，温煦五脏，有"后天之本"之称。补土派李东垣认为："脾胃之气既伤，而元气亦不能充，而诸病之由生也。"健脾固本，相当于对脏腑、经络基础的充实，达到抵御外邪和促进康复之效。蔡炳勤常选小建中汤，取其能守能补，中宫得固之意，方中重用饴糖为君，大枣、甘草温中缓急而理虚；以桂枝、干姜、甘草，辛甘相配为阳，通阳走表以助卫；白芍、甘草酸甘相合为阴，敛阴走里以和营；若气虚尤甚，更加黄芪之甘温以益气，拟黄芪建中汤。若虚实并见，则以升阳益胃汤加减，可升脾阳、降胃浊，益中气而去湿浊、痰瘀，补虚泻实，以促康复。

《景岳全书》言："五脏之伤，穷必及肾。"肾为全身脏腑阴阳之本，外科虚劳，久病必损，阴阳俱虚，久必扰肾。临床症见胃纳不佳，大便溏泻，腰痛脚软，四肢厥冷，少腹拘急，小便不利等脾肾虚寒表现时，需扶助脾肾阳气，特别是肾阳，肾主一身之阳，肾阳不虚，方能蒸腾上济五脏。拟方用药除小建中汤与黄芪建中汤以补脾健中外，还可用八味肾气丸和温灸关元、肾俞等疗法扶助肾阳、补益肾气，扶源固本，以促康复。

4. 四法同用

外科虚劳脏腑辨证中重视三脏并举，而论治方法亦可灵活多变，讲究"调、健、扶、通"四大治法。即调气、健中、扶阳、通三焦。"调气"除疏肝和气机外，还可从"大气下陷，诸症俱现"的角度解释"外科虚劳"，以张锡纯之升陷汤加减，升阳举陷，扶正祛邪。"健中"即是重视中焦，除疏肝行气，健脾运化外，还需重视胆之升清、胃之和降功能。胆腑郁热，可见胁痛、便秘，胃不降浊可见呃逆呕吐，甚则食入即呕、脘腹痞满，如"胃瘫"，故而中焦健运十分重要。"扶阳"即温补脾肾，温煦少火以助机体功能康复，即"脾肾同源"，扶阳以固本。"通三焦"即通达三焦以祛毒。外科虚劳证患者，若一味饮食峻补，易致气机壅塞，多见胃纳不佳，甚则呕吐频繁，故常用茯苓、砂仁、木香、柴胡、香附、枳实等行气药导滞化湿，祛邪外出。"中满分消丸"作为攻补兼施之剂，也较常用，取其开上畅中泻下、三焦并调、表里分消之功。

总之，蔡炳勤将中医经典的"扶正祛邪"法用于外科围手术期的中医药辨证，尤其是外科术后，更讲究"邪去更扶正"。

第三节 "因虚致瘀"论治周围血管病

"因虚致瘀"理论是蔡炳勤提出的重要学术思想之一。人体气血津液充沛，阴阳平衡，则脏腑功能协调，维持正常生理功能，若任何内外因素致气血亏虚，气虚无力推动血行，则因虚致瘀，即"正虚邪生"。瘀久不散，则气滞、血瘀、痰凝互结。阻于脏腑，则脏腑气机失调，功能紊乱，发于各种疾病，症见腹痛、呕吐、便秘、汗出等；阻于经络，血脉不通，不通则痛，肌肤失养，局部溃烂坏死，这在周围血管病中尤为多见。

"因虚致瘀"源于《黄帝内经》之"虚邪"理论，《灵枢·刺节真邪》曰："虚邪之中人也，洒淅动形，起毫毛而发腠理，其入深，内搏于骨，则为骨痹。搏于筋，则为筋挛。搏于脉中，则为血闭不通，则为痛。"说明虚邪贼伤人体，症状复杂，其入较深，若邪留而不去，营卫气血运行受阻，真气受伤，邪胜正却，则虚实相兼，难以速愈。蔡炳勤认为体虚者正气不足，外受各种邪气之时，入脏腑经络较深，而成"瘀"，如王清任在《医林改错》中言："元气既虚，必不能达于血管，血管无气，必停留而瘀。"血管病发病部位为肢体四末，气血最弱，正气最虚之处即是容邪之所，故而瘀邪留滞，最难消散，即"因虚致瘀"。

一、从"虚瘀证"论治血栓闭塞性脉管炎

血栓闭塞性脉管炎，好发于男性青壮年，主要侵袭四肢中小动脉，尤其是下肢血管，具有节段性、周期性、非特异性炎症的特点。现代病理为血管全层的非化脓性炎症，内皮细胞和成纤维细胞增生，淋巴细胞浸润，管腔被血栓堵塞所致。

蔡炳勤认为本病辨证属"虚瘀证"，为虚实夹杂之症，五脏亏虚为内因，寒湿毒邪入侵为外因。心主血，心气虚则无力推动血行，血行缓慢，久而为瘀；肝疏泄失职，气滞血瘀；脾阳不振，不能输送水谷精微于血

脉，血失温煦，寒凝为瘀；肾精亏耗，元气不足，血行无力，终致血瘀；肺主调气治百脉，肺气虚则百脉运行不畅，滞而生瘀。素体亏虚，阳气不能通达四末，加上寒湿毒邪侵袭，四肢不温，肢端缺血，寒湿瘀阻，久而化热，热盛肉腐，损筋伤骨，致皮损、肉腐、筋露、骨松、肢节脱落等，其病机特点可概括为"因虚致瘀，瘀久发热，热腐致溃，因溃而损"。正如《洞天奥旨》言："脱疽之生，止于四余之末，气血不能周到也，非虚而何？"

故而蔡炳勤主张以补虚固本为则，分期辨证。早期多属肾阳不足，寒瘀阻络型，症见患趾（指）冰凉、怕冷，肤色苍白，麻木，间歇性跛行，趺阳脉搏动减弱或消失，舌暗淡，苔白腻，脉沉弦涩或沉细，治宜温肾散寒，活血止痛，以阳和汤合四物汤加减。中期多为湿热壅结型或毒盛阴伤型，症见营养障碍征象加重，皮肤干燥，肌肉萎缩，夜间痛重，肢端溃疡或坏疽等，治宜清热利湿、解毒活血养阴，方用四妙勇安汤或顾步汤加减。强调清热不忘护胃，活血必兼养血，常用药物有当归、金银花、重楼、蒲公英、毛冬青、玄参、石斛、苦参、防己、茯苓、三七、丹参等。后期为恢复期，多见气血两虚，症见倦怠憔悴，消瘦纳差，疮面经久不愈，肉芽色淡不鲜等，治宜气血双补，方用十全大补汤或人参养荣汤加减，药用黄芪、党参、茯苓、当归、川芎、熟地黄、白芍、鸡血藤等。

二、从"痰瘀证"论治动脉硬化闭塞症

动脉硬化闭塞症多见于老年人，常合并高血压、高脂血症、糖尿病等病史。现代文献报道，70岁以上的患者本病发病率可达100%。其主要病理为机体脂代谢紊乱，脂质浸润并沉积于动脉壁，内膜形成粥样硬化斑块，中膜变性或钙化，继发血栓形成，使动脉管腔狭窄甚或完全闭塞，出现一系列缺血症状。

从中医思维来看，动脉壁粥样硬化斑块或钙化斑，可认为是结块，乃有形之"痰"，动脉管腔狭窄，腔内血栓形成，血液黏稠度增加，血流

缓慢，为"瘀"，故本病之标为"痰瘀阻络"。而下肢动脉硬化闭塞症多为中老年，脏腑衰退，气血渐亏，正虚为本，不能化痰祛瘀，久则脉络瘀阻，肢体失养，肢端溃烂。但寒邪亦是本病常见之因，正如《素问·举痛论》云："寒气入经而稽迟，泣而不行，客于脉外则血少，客于脉中则气不通，故卒然而痛。"本病虽为"痰瘀阻络"，但在发展过程中，"寒"而致病，不可忽视，往往兼见湿、毒、热等症合而出现，治疗时，需谨守病机，抓重点，辨兼夹，辨证施治。

临床可分为四型：寒凝瘀阻型、痰瘀阻络型、瘀热阴伤型、肝肾阴虚型。①寒凝瘀阻型，症见患肢麻木、酸痛，足趾苍白、冰凉，舌淡，苔白，脉沉细或沉弦，治宜温阳通脉，祛寒止痛，方用独活寄生汤或当归四逆汤加减；②痰瘀阻络型，可见肢端瘀暗，疼痛明显，夜间尤甚，常并有胸闷、眩晕、多痰等，舌淡暗，可见瘀斑，苔白腻，脉弦涩，治宜活血祛瘀，化痰通络，方用膈下逐瘀汤合半夏白术天麻汤加减；③瘀热阴伤型，症见肢端坏疽，疼痛难忍，不能平卧，伴口干渴，纳差，便干，尿赤等，舌红少苔，脉弦细，治宜益气养阴，活血化瘀，方用顾步汤加减；④肝肾阴虚型，症见肢端坏疽，多为干性，溃疡面肉芽黯淡，腰膝酸软，舌淡，无苔，脉沉细，治宜滋肝补肾，兼补气血，方用六味地黄丸合八珍汤加减。

蔡炳勤认为下肢动脉血管成形术的微创介入术是本病重要的外治手段之一。介入手术可有效祛除管腔内的"痰瘀"邪毒，介入术后使用大剂量的抗凝、溶栓、祛聚药物，亦是中医"活血祛瘀"法的延伸，故而术后内服中药不宜使用活血破血之品，如三棱、莪术等，而应该选用缓急止痛、活血和营之芍药甘草汤，主张赤芍、白芍、炙甘草同用。因介入手术祛邪的同时也伤正，虽祛除了"痰瘀"之邪，却也造成局部血管内皮细胞的损伤、术后血管痉挛疼痛。现代研究证实芍药中有效成分含量最高的是芍药苷，具有解痉、镇痛、镇静、降温解热、抗氧化等作用。甘草主要有效成分为三萜类化合物、黄酮类化合物及甘草多糖类化合物等三大类成分，具有肾上腺皮质激素样作用。两药同用，甘草总苷和白芍总苷具有一定的协同效应，可增强抗炎、镇痛的效果。故而蔡炳勤在下肢动脉硬化闭塞症的微创手术后，多用益气通络之品配芍药、甘草，以扶正祛邪、和营止痛，既促进介入术后的快速康复，又可巩固微创手术的疗效。

三、从"热瘀证"论治糖尿病足

糖尿病足又称糖尿病肢端感染，是糖尿病的并发症之一，是一种损及神经、血管、皮肤、肌腱，甚至骨骼，以致坏死的慢性进行性病变。中医学称之"消渴脱疽"，古有记载，《素问·生气通天论》言："膏粱之变，足生大丁"，《圣济总录·消渴门》言："消渴者……久不治，则经络壅涩，留于肌肉，变为痈疽。"《诸病源候论·消渴候》亦说："其病变多发痈疽，此坐热气，留于经络不引，血气壅涩，故成痈脓。"消渴日久，耗气伤阴，阴虚内热，耗津灼液，热结血瘀，经脉失养，致肌肤麻木。感受外邪或外伤，邪毒侵袭，凝滞脉络，血瘀不行，瘀久化热，热毒内蕴，皮肉渐腐，发为脱疽。

故本病主要致病因素为"热"和"瘀"，病性属本虚标实，本为肝肾阴虚，营卫气血不足，标为热毒、血瘀、痰浊，辨证多属"热瘀证"。蔡炳勤认为"内外并重，中西并举，尤重外治"是糖尿病足的治疗原则。中医内治早期以清热益气养阴，活血化瘀通络为主，后期以益气养阴，扶正托毒外出为主，切忌大剂苦寒药物，伤津败胃，如阳和汤之温燥劫阴之品不宜用，更不能因瘀阻脉络，气血不畅，而用大剂破血攻伐之品，以免重伤气血。临床常用顾步汤、四妙勇安汤等加少量活血祛瘀通络药，以达标本兼顾的效果，常用药物有黄芪、党参、石斛、玉竹、麦冬、生地黄、葛根、牛膝、益母草、泽兰等。总之，用药注意益气养阴为本，"热毒"贯穿始终，清热解毒药物宁甘寒勿苦寒，常用金银花、蒲公英、玄参等，少用三黄；"瘀血"为标，祛瘀讲究"活血而不破血"，常用川芎、赤芍、丹参、鸡血藤、三七等，忌用水蛭、虻虫、僵蚕等破血逐瘀通络之品。

对于足部坏疽严重者，因本病"发于四末，药物难达"，仅以内服中药难以控制病情，需要及时果断地采用外治法，提出"纵深切开，畅流贯洗，化腐生肌"的系列疗法。局部感染严重，脓液引流不畅者，需早期一次性地纵深切开，行清创、贯穿引流，使得邪有出路。并以"渴疽洗方"（大黄、乌梅、五倍子等）灌洗，发挥清热解毒、抗炎抑菌、改善血运的效果。并坚持蚕食清创，祛除脓腐，后期可予祛腐生肌膏外敷，收敛生肌，促进溃疡愈合。本病讲究内外治结合，外治以清热解毒，内治以托毒祛瘀，以中医外科"托法"扶正，清创引流、灌洗解毒以祛邪，达到正胜邪退，疾病向愈。

四、从"湿瘀证"论治股肿、臁疮、筋瘤

"股肿""臁疮""筋瘤"都属于下肢静脉回流障碍性疾病。"股肿"多指现代医学中的下肢深静脉血栓形成、淋巴水肿等疾病，症见下肢反复肿胀、朝轻暮重、久行加重、休息可解。多见于年老体衰、体弱多病、怀孕或产后耗气，或各种手术、外伤，或患肾病综合征、系统性红斑狼疮等需久服激素者，或肿瘤患者。"臁疮"俗称"裤口毒""老烂脚"，现代医学多指下肢静脉性溃疡，症见疮面晦暗、肉芽灰白暗淡、渗出稀薄、久不收口、迁延难愈。"筋瘤"相当于下肢静脉曲张、下肢深静脉瓣膜功能不全等疾病，因下肢血液回流障碍导致血脉迂曲，结聚成团。中医认为此类静脉回流障碍性疾病，多是各种因素导致机体气虚，无力推动血行，停而成瘀，阻络，血脉痹阻，营血运行受阻，水津外溢，停聚下肢所致。本为气虚血瘀，兼有水湿下注，是属"湿瘀证"。

蔡炳勤多采用"益气活血祛湿"法论治，他认为其基本病机为血液回流障碍，属静脉功能衰退，为中医"气虚失摄""气虚不运"的范畴。血流缓慢、下肢静脉曲张、血液淤积成团、下肢静脉血管阻塞均可归于中医"血瘀"范畴。血不利则为水，湿性趋下，停聚下肢，反复肿胀，聚而成瘤，或溃破渗出，属于中医"湿聚"范畴。故益气、活血、利湿则为治疗下肢静脉性疾病的主要治疗原则。

《素问·调经论》云："病在脉，调之血；病在血，调之络；病在

气，调之卫。"下肢静脉性疾病病位多在体表可见之处，股肿时整个肢体肿胀，则深浅血脉皆有闭塞，经脉不通，体表可属"营卫"范畴。下肢的"益气法"可与调营卫、固表兼用，多选用玉屏风散。益气类药物常用黄芪、五指毛桃，因黄芪除补气外兼有利水固表之效，五指毛桃益气兼祛湿之功，防风为疏风药，风能胜湿行气，白术可健脾燥湿，三药合用，可益气行气、渗湿燥湿、利水调营卫，还可疏通体表经络，治疗下肢静脉性疾病时，具有益气和营，扶正固本之效。"活血法"多用芍药甘草汤加减。芍药甘草汤源自张仲景《伤寒论》，具有酸甘化阴，缓急止痛之效。蔡炳勤主张赤芍、白芍同用，赤芍偏于活血、凉血，白芍重于养阴柔筋止痛，二药与甘草配伍可活血祛瘀，和营止痛。"利湿法"多用四苓散加减。四苓散源自《丹溪心法》，方中白术可燥湿健脾；茯苓甘而淡，甘能补中，淡可渗湿；猪苓、泽泻利水祛湿，诸药合用可有效治疗下肢静脉性疾病所致的下肢肿胀、沉重。两个代表方均为活血、祛湿之平剂，因下肢静脉性疾病，病在经络，祛邪需量力，不可攻伐伤正。

益气、活血、利湿为治疗下肢静脉性疾病的总则，然又有兼证加减用药之不同，益气常用的药物还有五指毛桃、党参、太子参等，若阴虚重者，需益气而不伤阴，则选太子参，或用黄芪搭配知母、黄柏同用。活血常用的药物还有当归、川芎、鸡血藤、益母草、牛膝、桃仁、红花、泽兰。若瘀血严重者，加水蛭、土鳖虫破血逐瘀。若迂曲静脉有结节，局部质韧，还可选用穿山甲（现已禁用）、王不留行、鳖甲、海藻、牡蛎、浙贝母软坚化痰、活血祛瘀。如溃疡渗出多、肿胀严重者需加强利湿，常用药物还有川萆薢、土茯苓、薏苡仁、虎杖、茵陈、海桐皮、豨莶草、仙鹤草、赤小豆、防己等。

若患者阳虚畏寒、四肢不温、脘腹冷痛等症明显，需加温阳之姜黄、附子、桂枝、细辛等，多采用阳和汤、麻黄附子细辛汤、苓桂术甘汤、黄芪桂枝五物汤加减。若下肢红肿热痛，大便干硬，尿黄，舌红，苔黄腻，脉滑数等热象明显，则需加清热利湿，凉血解毒之品，如金银花、连翘、蒲公英、野菊花、虎杖、黄柏、忍冬藤、栀子、地丁、牡丹皮、茜草、紫草、水牛角、玄参、生地黄等，可采用五味消毒饮、四妙散、四妙勇安汤加减。若胀痛明显并伴有抽筋者，适当加用海风藤、鸡血藤、忍冬藤、络石藤、木瓜、葛根等舒筋通络止痛。若皮肤瘙痒者多用地肤子、白鲜皮、徐长卿、白蒺藜等以疏风解毒止痒。

从"湿瘀证"论治下肢静脉性疾病，体现了中医"异病同治"，均以益气、活血、化湿法处理，却又暗含"同病异治"，同样的疾病不同时期、不同兼症而治则方药不同。例如，急性期湿热瘀结者，气虚不明显，治宜清热利湿，活血化瘀，后期气虚重或阳虚渐显者，需益气温阳，活血利湿。可谓"治则为纲，变化无穷"，深化了"因虚致瘀"的理论内涵。

五、从"毒瘀证"论治变应性血管炎

变应性血管炎又称"过敏性血管炎"，是一种主要累及真皮上部毛细血管及小血管的坏死性血管炎。症见下肢红斑、水疱、皮损、溃烂等，呈多形性，伴瘙痒、疼痛等症。若累及其他脏器可见腹痛、高热、颜面肿胀等。现代医学认为其可能为细菌、病毒、异性蛋白或化学品、自身抗原等诱生的可溶性免疫复合物，沉积于微小血管，并激活补体系统，而发生一系列的免疫性炎症反应所致。

蔡炳勤认为本病可从"毒瘀"论证，源于《黄帝内经》之"毒邪"理论，将"毒"泛指为一类剧烈的致病因素，并提出"毒气"的概念。《素问·生气通天论》言："故风者百病之始也。清净则肉腠闭拒，虽有大风苛毒，弗之能害。此因时之序也。""苛毒"犹言毒之甚者。《灵枢·寒热》言："寒热瘰疬在于颈腋者，皆何气使生？岐伯曰：此皆鼠瘘寒热之毒气也。"认为"毒"是一类不同于六淫之邪、较为抽象的致病因素。《诸病源候论》中更是详细论述"毒邪"，将其记录为风毒、寒毒、热毒、湿毒、痰毒、恶毒、箭毒、酒毒、药毒、食毒等26种名称。蔡炳勤认为"毒"多为六淫之疠气，与内伤之痰、湿、瘀、浊夹杂，或受虫兽药食之害，郁久而生，病势缠绵，难以速解，如《金匮要略·心典》言：

"毒者，邪气蕴结不解之谓。"其留滞于血脉经络中，即成"血毒"，瘀阻脉络，凝滞不通，则生"瘀"，同时可与热、风、燥、浊、寒、火等兼夹，侵犯人体，并在"正虚"之时发生。中医认为免疫性功能低下，属于"正气不足"，外邪诱发导致过敏性、变态反应性疾病，侵犯脏腑、经络、筋脉、皮骨，而见腹痛、红斑、水疱、高热、溃破、渗出等不同的表现，可谓"诸病暴烈，竟相染易，诸邪迁延，蕴积不解，皆属于毒也"。故而，变应性血管炎的病机为正虚为本，毒瘀阻络。

蔡炳勤从名医祝谌予治疗过敏性疾病的经验方"过敏煎"中受到启发，结合现代药理学的研究成果，创出经验方五草汤（仙鹤草、紫草、茜草、豨莶草、墨旱莲）以论治本病。祝谌予"过敏煎"中包含防风、银柴胡、乌梅、五味子、甘草五味药，寒热共济，有收有散，收者顾其本，散者祛其邪，以治过敏性疾病，而对血热所致的过敏性紫癜，他常加仙鹤草、紫草、茜草、桔梗、蝉衣等药物组成清热凉血，祛风通络之剂以调之。蔡炳勤查阅文献发现仙鹤草中含仙鹤草素，有抗炎、镇痛、"类固醇激素"样作用，被誉为中药的"免疫抑制剂"。墨旱莲含多种生物碱，能增强人体体液免疫和细胞免疫功能。茜草根含多种羟基蒽醌衍生物，可抑制大鼠皮肤结缔组织的通透性，有抗炎作用。紫草根含紫草素，可抗病原微生物及抗炎。豨莶草含豨莶苷元等生物碱，有抗炎、镇痛之效。五草合用，可有效抗炎、镇痛、提高免疫之效。中医立法中，仙鹤草、紫草、茜草可清热凉血、活血解毒，墨旱莲养阴和营，豨莶草祛湿解毒，可谓扶正祛邪，攻毒祛瘀。

在使用五草汤之时，仍需分期辨证论治，急性期见红斑紫癜、丘疹、水疱、破溃糜烂、渗液、疼痛、发热等症，呈血热毒盛、湿热下注表现时，可配伍犀角地黄汤、清营汤、四妙散加减以凉血祛毒、利湿攻邪。慢性期见局部症状稳定，未见新生水疱、红斑，疲倦、乏力者，可以益气扶正，和营解毒为法，可以配伍玉屏风散、黄芪桂枝五物汤加减。同时可配伍局部外治，以凉血解毒中药熏洗或消炎油纱外敷、三黄洗剂外用，以促进局部皮损愈合。

在总结"毒瘀证"理论的基础上，还可将五草汤拓展应用于克罗恩病、难愈性口腔溃疡、雷诺综合征、免疫性血栓形成等多种免疫性疾病，其本为正气不足，免疫低下，标为邪毒入侵，瘀血阻络，正是虚实夹杂之症，可从"异病同治"的角度，以五草汤加减论治。如克罗恩病便血，属于脾虚肠热者，可以五草汤配伍槐花散，加凉血清肠热之羊蹄草；口腔溃疡可以五草汤配伍甘草泻心汤等。

综上所述，"因虚致瘀"是血管病发生的根本病机，蔡炳勤从虚出发，补虚立法，以瘀为实，扶正祛邪，兼顾变证，从"虚、痰、湿、热、瘀、毒"等多角度辨证用药，正邪理论与六气辨证相结合，自成体系。同时还擅用对药，疗效确切，如桂枝、细辛温阳通络，姜黄、海桐皮温经止痛，当归、川芎活血通经，川乌、防己利水消肿，泽泻、泽兰活血利湿，茜草、紫草凉血解毒，徐长卿、白鲜皮疏风止痒，金银花、蒲公英清热解毒，黄柏、虎杖清热利湿等。

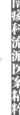

第四节 "邪伏膜原"论治胰腺炎

急性胰腺炎是外科常见病、疑难病之一，其中重症胰腺炎病情进展迅速，并发症多，仍是外科领域的疑难重症。蔡炳勤从《伤寒论》"结胸证"、《黄帝内经》"伏邪"理论出发，参考温病论治方法，提出以"邪伏膜原"论治本病。

一、早期"水热互结"，因势利导

胰腺炎初起一周内为急性反应期，胰腺肿胀、渗出明显，症见上腹痛，持续加重的腹胀，大便不通，呼吸困难，腹部按之硬、痛。人体内如同山洪暴发，短时间内大量有毒之水液蓄积，正如现代医学所描述的"瀑布样反应"，水、热、毒互结，冲击而下，胰腺坏死渗出，毒液汹涌，源源不竭，可谓"邪毒炽盛"。此时，可遵循《易经》之"因势利导"原则，应避其锋芒，以放置引流、导邪外出为上。若此时强行手术，行胰腺切除，可能导致胰酶涌入肠腑、内脏器官，引起毒陷五内、多器官功能衰竭而至死亡。

蔡炳勤认为此期临床表现与《伤寒论》中"心下痞硬、按之痛"的结胸证相似，以实热邪盛为主。《伤寒论》中"太阳病，重发汗而复下之，不大便五六日，舌上燥而渴，日晡所小有潮热，从心下至少腹硬满而痛，不可近者，大陷胸汤主之"。此时为水热互结，可因势利导，泻热逐水，导邪外出。大陷胸汤中主用甘遂，其苦寒有毒，归肺、肾、大肠经，为"泻水之圣药"。通过冲服"甘遂末"，使大便次数增多，邪从下解，达到"泄洪"目的。《本草经疏》言："甘遂，其味苦，其气寒而有毒，善逐水。其主大腹者，即世所谓水蛊也。又主疝瘕腹满、面目浮肿及留饮，利水道谷道……"洪水泛滥之时，中焦脏腑、脾胃均受水热互结之毒害，全身湿热，以迅速泄水退洪为先。

同时还可配伍大承气汤灌肠，邪下攻坚，因毒盛之时，非峻猛之剂无效也。腹胀严重者，还可用大承气汤加莱菔子、大腹皮灌肠。另外，结合外治法，若持续泻下、逐水，腹腔内渗出仍多，则可考虑腔镜下引流、介入微创引流等多种清创、置管的方式祛邪外出，腹部可外敷四黄水蜜清热解毒，行气活血，腰部则外敷芒硝以清热逐水。强调"前后腹腔并重，泻热与逐水并行"。此期始终以"攻邪""祛邪""导邪"为主，因毒邪来势凶猛，攻邪之法多种多样，可内外治结合，服药、引流并用，遵循因势利导之则，不可过于堵截。此期若不强力祛邪，而以扶正为主，则可能留邪于体，毒漫三焦，危及生命。

二、中期"邪伏膜原"，透邪解毒

胰腺炎发病后第2～4周为全身感染期，以胰腺感染、组织水肿为特点，症见反复发热、腹痛、腹胀、腰背部酸痛、疲倦乏力、口干欲饮等。因早期的邪毒炽盛，正气奋起亢邪，再经泻热逐水、通腑排毒等峻猛之法攻伐，机体正气较前衰退，然毒邪未清，正邪交争，湿热毒邪"伏"于半表半里之"膜原"，呈现黏滞胶着之态。蔡炳勤认为以"邪伏膜原"论治胰腺炎体现在以下三点。

1. 胰腺的解剖位置与"膜原"的概念相通

早在《黄帝内经》就有"膜原"的记载，《素问·举痛论》曰："寒气客于肠胃之间，膜原之下"。唐代王冰注："膜，谓隔间之膜；原，谓膈肓之原。"提出"膜原"相当于胸膜或膈肌之间的部位。《重订通俗伤寒论》言："膜者，横膈之膜；原者，空隙之处。外通肌腠，内近胃腑，即三焦之关键，为内外交界之地，实一身之半表半里也。"吴又可认为"其时邪在夹脊之前，肠胃之后"。丹波元简认为"盖膈幕之系，附着脊之第七椎，即是膜原也"。而胰腺的解剖位置正是位于腹膜外，胸膜与膈肌之间，与古之文献记载相同。

2. 胰腺炎中期的临床表现与湿温病之症类似

胰腺炎实为全身炎症反应综合征，中医思维来看，其正是湿热毒邪弥漫三焦，上下表里湿热壅盛的湿温病证。吴又可《温疫论》最先提出"邪伏膜原"，并将其作为湿温病的一种特殊病理证候。认为"邪去表不远，附近于胃，……邪在膜原"。其论述温疫或疟疾"邪伏膜原"的临床表现时，言"憎寒壮热，或一日三次，或一日一次，发无定时，胸闷呕恶，头痛烦躁，脉弦数，舌边深红，舌苔垢腻，或苔白厚如积粉。"这与胰腺炎高热、头痛、腰酸、腹胀等胸腹腔弥漫性炎症的表现类似。另外，临床可见许多胰腺炎患者的舌苔表现都具有"邪伏膜原证"的特点，初起邪轻者，舌偏红，苔薄白而腻，脉数；邪热传里，可见舌红，苔白或黄腻而干，甚者苔垢腻粗糙，正如吴氏所云"苔如积粉，满布无隙"。此乃湿热并重，邪热盘踞膜原，内外阻隔，上下不通，浊秽之气熏蒸上泛所致。

3. 以湿温病之"开达膜原、透邪解毒"论治胰腺炎

吴又可在《温疫论》中详细记录了"邪伏膜原证"湿温传变的理论构

思，总结了开达膜原以祛邪的治则要义，并经过反复实践筛选，创组了名方"达原饮"。方中槟榔、厚朴、草果辛行疏散，芳香透达，化湿健脾，使气机畅利而伏邪自溃。如吴氏所述"槟榔能消能磨，除伏邪，为疏利之药，又除岭南瘴气；厚朴破戾气所结；草果辛烈气雄，除伏邪盘踞，三味协力，直达其巢穴，使邪气溃败，速离膜原，是以为达原也。"蔡炳勤常在这三味药基础上，加柴胡、黄芩，可清解少阳之热，正如仲景所言少阳即半表半里，柴胡、黄芩正是清解半表半里之邪毒，和枢机，透邪外出之经典药对。另外，结合胰腺炎余毒未清、伏邪难出的病机特点，强调"通腑"与"活血"并用，必须保持大便通畅，才能使得邪有出路，故而常用大黄、茵陈、厚朴、枳实等通腑药物，同时为防伏邪不散，久而成瘀，变生他症，更难祛除，适时活血，常用川芎、牡丹皮、茜草等凉血解毒之品组方。

三、后期"正虚邪恋"，健脾托毒

胰腺炎后期即残余感染期，此时因热毒打击，正气亏虚，而毒邪滞留，深伏未消，若饮食不节或休息欠佳，正气减弱之时，突受外邪，内外相引，复而发病。正虚无力祛邪，邪恋不解，呈虚实夹杂、寒热错综之态。此时应扶正祛邪，以健脾为本，脾胃健运，气血化生有源，正气得复；脾运则大便通畅，排毒有力。故而，以健脾扶正托毒为治则，调中焦以运全身，多以半夏泻心汤、升阳益胃汤、枳术汤加减。半夏泻心汤辛开苦降、寒热并调，擅治"心下痞满"之腹胀、胁痛，升阳益胃汤可升阳益气，健脾和胃，在扶正固本基础上清热泻浊。枳术汤则健脾通腑，通补结合，攻补兼施。在脾胃和顺、大便畅通的基础上适时使用茵陈、虎杖、川楝子等清热解毒、利湿祛毒之药，促进康复。

综上所述，蔡炳勤认为胰腺炎病情进展迅速，初起毒邪直入半表半里之"膜原"，并久伏难去，病程缠绵。而外科比内科的突出之处，在于掌握外治法。尤其是在胰腺炎的急性水肿期和急性感染期，若使用保守治疗，攻下逐水，毒邪仍不畅解，甚至加重，随经络循行而至五脏六腑，毒势弥漫三焦，必须果断采用外治手术引流以祛邪外出，但要注意手术时机，过早反而加重组织创伤，外治以清创、引流为目的。同时，针灸、外熨、敷药等多法并用，促进胃肠功能恢复。对于"伏邪"，通腑导邪法贯穿疾病治疗的始终，早期峻猛，后期通补兼施，健脾托毒，只有大便排毒畅顺，邪有出路，方不至于扩散。同时，积极扶正，健脾固本，以避免"伏邪"因诱复发。

（书稿整理：刘明　何宜斌　　指导：蔡炳勤）

第五节　蔡炳勤医案

一、化痰解毒治疗血栓性浅静脉炎

（一）临床资料

一般资料：曲××，女，45岁。

主诉：右侧腕部、前臂、肘部肿胀疼痛2周。

中医诊断：青蛇毒。

西医诊断：血栓性浅静脉炎。

（二）证治经过

首诊：2016年10月19日。

「临床四诊」患者20余天前去美国探访留学的女儿及亲友，旅途劳累，回国后母女远隔千里，忧郁思念，10余天前突然出现右手腕部红肿疼痛，不能活动，随后掌侧青筋显露，渐之向上蔓延至肘上，前臂肘部红肿，全身低热，恶寒轻，后2日，肿痛直至右侧腋下，右上肢可见青筋突起。遂往他院就诊，服用抗菌药物、消炎药及针灸治疗后，右侧腕部、前臂、肘部肿胀疼痛较前缓解，但时有反复。就诊时见患者右上肢明显肿胀、轻微发红，质韧，以腕部、肘部为甚，右上肢活动受限，局部肤温升高，触痛明显。平素月经量多，伴血块，纳眠一般，二便调。舌暗红，苔白，脉弦滑。

「理法方药」蔡炳勤认为本病属于"青蛇毒"范畴，毒瘀互结，阻于经络，且中医认为"怪病多痰"，主张急性期从"化痰解毒"入手，此病像蛇，游走不定，中医谓之有风，故需加祛风之品。本例患者因劳伤气，加之思女之情难以释怀，气滞痰毒壅滞，遂而发病。方选瓜蒌牛蒡汤加减，拟方如下：

瓜蒌皮15g	牛蒡子15g	牡丹皮10g	葛根20g
赤芍10g	细辛3g	浙贝母10g	当归10g
天花粉10g	防风10g	连翘10g	甘草5g
川芎10g	陈皮10g		

500mL水，煎至150mL，每天1剂，服3天。

外治处理：四黄水蜜局部外敷。

「方义药解」瓜蒌牛蒡汤出自《医宗金鉴》，具有理气疏肝，清热解毒，消肿排脓之效；主治肝气郁结，热毒壅滞所致乳痈初起，伴憎寒壮热者。全方以化痰解毒为主，瓜蒌皮、浙贝母、天花粉、陈皮化痰，牛蒡子、连翘、葛根解毒，加祛风之品，连翘疏风清热，防风祛风利湿，细辛通阳祛风止痛。患者舌暗，月经量多伴血块，提示血瘀，加牡丹皮、赤芍、当归、川芎凉血活血，川芎兼疏肝行气，当归、陈皮调气理血，甘草清热解毒，调和诸药，全方共奏清热解毒、祛风化痰之功。四黄水蜜外敷患处，亦助消肿止痛。内服外治兼施，可迅速缓解病情，阻断疾病进展。

二诊：2016年10月22日。

「临证四诊」患者自诉服药后右上肢肿胀明显减轻，现有紧绷感，轻微疼痛，活动无力；平素怕冷，胸前壁易汗出，排便不尽感，大便质烂，不成形，舌暗红苔白，左脉细数，右脉沉细。10月20日查右上肢动静脉彩超未见明显异常。追问病史，自述长期贫血，生育后有异嗜症状，喜食生米，曾接受口服铁剂治疗，但食即吐，故未继续治疗。

「理法方药」患者病情得以控制，趋于恢复，患者素体气虚血瘀，怕冷、胸前易汗出、月经量多为气虚的表现；月经伴血块、舌暗红为血瘀；脾虚则大便溏烂，解便不爽；脉细、贫血为血虚表现；宜益气养血活血，综合诸症，辨证论治，方选玉屏风散合芍药甘草汤加味，拟方如下：

黄芪15g	防风10g	苍术10g	白芍10g
赤芍15g	甘草10g	浙贝母10g	陈皮15g
茯苓10g	法半夏10g	瓜蒌皮10g	威灵仙10g
郁金10g	柴胡10g	枳实10g	

500mL水，煎至150mL，每天1剂，服7天。

外治处理：双氯芬酸二乙胺乳胶剂1支，外搽肿痛局部，一日3次。

「方义药解」方中黄芪、防风、苍术益气固表止汗；赤芍、白芍、甘草酸甘化阴，调和肝脾，柔筋止痛；右上肢肿胀疼痛尚未痊愈，化痰之法不可少，故加浙贝母、陈皮、法半夏、瓜蒌皮化痰，苍术、茯苓、甘草取四君子之意，健脾益气；柴胡、枳实、白芍、郁金类四逆散，疏肝解郁，通达阳气；威灵仙通络止痛；共奏益气化痰，行气止痛之效。

配合扶他林消炎镇痛，中西药联用，祛邪与固本两不误，进一步清除疾病之根，巩固调护，标本兼治。

三诊：2016年10月29日。

「临证四诊」患者右侧腕部、前臂肿胀疼痛基本消失，肘部稍有不适感，乳房轻度胀痛不适，精神紧张，眠浅易醒，无腹胀腹痛，大便完谷不化，舌暗红苔白，脉弦细。

「方义药解」患者右上肢肿痛基本消失，病将愈。现有乳房胀痛，精神紧张，睡眠不佳，为肝经郁热，热扰心神所致。方选柴芩温胆汤合丹参饮加减。拟方如下：

黄芩10g	柴胡10g	陈皮10g	法半夏10g
枳实10	竹茹g	茯神10g	白芍15g
首乌藤10g	郁金10g	丹参10g	砂仁5g（后下）
桑寄生15g	酸枣仁10g		

500mL水，煎至150mL，每天1剂，服7天。

「**方义药解**」柴芩温胆汤清热解郁，理气化痰，方中柴胡、黄芩和解少阳，清热除烦；法半夏燥湿化痰；竹茹清热化痰，除烦安眠；陈皮理气化痰；枳实降气导滞，消痰除痞；其中茯苓改为茯神，加强安神之效；加白芍、酸枣仁养阴安神；首乌藤交通心肾，桑寄生养血，皆能安神助眠；丹参饮主治血瘀气滞，胁肋诸痛，可缓乳房胀痛不适；砂仁醒脾理气。全方清热利胆，行气化痰，养血安神。

（三）辨治思路

青蛇毒多由湿热毒邪内侵、痰瘀阻滞筋脉所致，以体表筋脉肿胀灼热、红硬压痛、可触及条索状物为特点，甚者可致恶寒发热。因其突然发病，病程中可见青筋显露，游走移动，忽现忽隐，故名"青蛇毒"，相当于现代医学的血栓性浅静脉炎，可能与静脉注射有关，也可为血栓闭塞性脉管炎的前兆症状或伴发疾病。本病多见于青壮年，男女均可发病，最常见于四肢，次为胸腹壁等处。由于发病部位不同，临床表现各异。发于四肢者，下肢多于上肢，病初为肢体某一筋脉（静脉）行走区疼痛、压痛，继而红肿灼热，可扪及条索状物，继则疼痛加剧，条索状物延长，焮红灼热。全身可有恶寒发热、周身不适。发于胸腹壁者，以疼痛为主症，屈伸时加重，在疼痛区可扪及条索状压痛区，条索状物位于皮下，质硬，与周围组织及皮肤粘连，拉紧其上下端皮肤可出现凹陷性浅沟。一般无全身症状。

中医认为青蛇毒发病多缘于湿热蕴结、寒湿凝滞、痰浊瘀阻、脾虚湿蕴、外伤血脉，导致局部气血运行不畅，留滞脉中而发病。湿热蕴结、肝郁气滞、外伤筋脉为主要病因。外由湿邪为患，与热蕴结，与寒凝滞，与内湿相合困脾而生痰，是病之标，经络受损，气血不畅，脉络瘀阻，为病之本。急性期许多医家多认为湿热瘀滞，常常治以活血通络，清热利湿。本案中青蛇毒的辨治讲究分期，随证变化，灵活选方，一诊选用外科消痈散结之瓜蒌牛蒡汤，二诊选用益气活血之玉屏风散合芍药甘草汤，三诊则从整体观念出发，选用疏肝化痰清热之柴芩温胆汤合丹参饮，标本兼治。蔡炳勤认为中医辨证论治理念与现代医学的个体化治疗思想异曲同工，而且方法更多，变通更灵活。现代医学处理血栓性浅静脉炎，一般就是服用静脉活性药物，祛聚治疗结合消炎镇痛药外用，而中医整体观念、辨证论治的特色在这个病例上体现十分突出，每个时期用不同的方，每个阶段用不同的辨治思路，而且根据患者的体质特色调理，优势也是突出的。此案值得我们现代中医外科临床工作者认真思考既往中医理念在现代外科临床如何才能更好地应用。古今结合，中西贯通，如何才能真正地体现，从而为患者提供最佳的诊疗方案。

（医案整理：林烁　刘明　　指导：蔡炳勤）

二、托里透脓散治疗盆腔脓肿

（一）临床资料

一般资料：钟××，男，58岁。

主诉：反复发热十余天。

中医诊断：三焦痈。

西医诊断：①盆腔脓肿；②肺部感染；③前列腺恶性肿瘤；④糖尿病。

（二）证治经过

首诊：2016年8月4日。

「临证四诊」患者既往有前列腺恶性肿瘤病史，自2016年7月21日在烈日下活动后出现发热，最高体温40.3℃，午后加重，发热前有恶寒，汗出，周身乏力，关节酸痛，头痛头晕等不适症状，在急诊治疗数日，仍反复发热。于2016年7月29日拟"肺部感染"收入内科住院治疗，治疗数日，发热仍反复发作，进一步检查提示盆腔脓肿，遂于2016年8月4日转入外科治疗。

症见：体形稍胖，面色㿠白，精神疲倦，少许恶寒，汗出多，周身乏力，关节酸痛，双下肢浮肿，口干，眠差，夜尿频，伴排尿不畅，大便不爽，腰酸腰痛。平素烦躁易怒。舌质淡，苔白腻微黄，脉沉滑。

「**理法方药**」盆腔脓肿，古代文献未能明确记载，其近似描述可见《圣济总录·卷一百二十八》所论"三焦痈"："丹田隐隐而痛者，三焦疽也。上肉微起者，三焦痈也。"其病多由湿热因遇寒凝滞结而成，除局部之外症外，多伴有寒热往来，二便秘涩等症，蔡炳勤认为，既然是痈，必然不离外科疮疡病的治疗大法"消托补"。

"消、托、补"三法遵循的依然是"临证察机，使药要和"，该患者的病机可从发病的节气与内在的体质特点观察。从患者体形偏胖，面色白，舌质淡，苔白腻，脉沉滑，夜尿频，大便不爽，下肢浮肿等四诊资料可以看出，患者体质特点偏于"湿胜"。暑天烈日下活动，易受暑邪侵袭，暑为阳邪，其性炎热。暑性升散，易伤津耗气扰神。暑多挟湿，而患者内湿胜，外暑挟内湿而发病，除了表现为暑邪致病引起的多汗、伤津（口干）、耗气（疲倦）、扰神（眠差、烦躁），还呈现湿邪致病的特点：湿为阴邪，易阻滞气机，损失阳气而表现为恶寒；湿性重着表现为周身乏力、关节酸痛；湿性黏滞表现为湿滞大肠则大便黏腻不爽、病情缠绵反复；湿性趋下表现为下肢浮肿、尿频。

患者既往前列腺恶性肿瘤病史和手术史，又提示其下焦盆腔内环境不乐观，或多或少存在气血凝滞、营气不从、经络阻塞的特点，暑湿之邪聚于下焦这样一个内环境，发为外科疮疡病——三焦痈（疽）也就不足为奇了。

治疗原则：①外治法，引流引邪外出；②内治法，补气活血托毒，温阳健脾利湿。

治疗方法：①外治法，盆腔穿刺引流术；②内治法，透脓散合仙方活命饮加减。

黄芪30g	知母10g	当归15g	川芎10g
皂角刺10g	熟附子10g	白芍10g	白术25g
浙贝母15g	陈皮10g	天花粉10g	生姜10g

枳实20g　　　　泽泻30g　　　　猪苓20g

水煎内服，每天1剂，分2次服用，共7剂。

二诊：2016年8月11日。

「临证四诊」2016年8月4日中午行盆腔穿刺引流术，下午体温开始下降，未再反复，顺利康复出院。

（三）辨治思路

中医临证所察之病机包含的内容非常广泛，最终目的是明晰疾病发生、发展、变化及其结局的机理。该医案从内因阳虚湿胜的体质特点，外因暑邪侵袭的角度逐一揭示其诸多临床症状背后的病机。

该患者另一临床特点是上焦和下焦并病：上焦肺之感染与下焦盆腔之脓肿，《黄帝内经》云"其高者，因而越之；其下者，引而竭之"，故该患者在内科仅治疗上焦肺部感染，而未顾及下焦湿浊之邪，病情反复，难以控制，待转入外科行盆腔穿刺引流术，"引而竭之"，邪有出路，高热旋即而退。仙方活命饮是外科疮疡初起的常用方，透脓散是外科托里消痈的经典方，对于外科体虚而合并内痈的患者，托法尤其合适。方中黄芪补气托毒，知母制约其燥性，当归、川芎、白芍活血祛瘀，皂角刺消痈排脓，熟附子、生姜温里散寒，此处应用有标本兼治之效，患者里寒盛，复感暑热，蔡炳勤辨证准确，则大胆使用附子，而非高热不敢用。浙贝母、陈皮、天花粉化痰散结，白术用量偏大（25g），与枳实20g同用，力在通便，使得邪从下解，泽泻30g，利湿消肿以祛毒。综合全方，清补结合，用药大胆，可见蔡师之功。

本案中运用现代的穿刺引流手段，快速地引邪外出，使得患者病情迅速得到控制，这个医案也是中医经典理念与现代外科手段结合得很好的一次诠释。

（医案整理：何宜斌　刘明　　指导：蔡炳勤）

三、肠痈术后调养

（一）临床资料

一般资料：陈××，女，59岁。

主诉：阑尾切除术后7天，腹痛1天。

中医诊断：肠痈。

西医诊断：①腹痛；②阑尾切除术后。

（二）证治经过

首诊：2016年11月24日。

「临证四诊」患者7天前因急性阑尾炎行腹腔镜阑尾切除术，出院后饮食以鱼、肉肥腻之品为主，2016年11月23日晚饮用白芷川芎淮山炖鱼头汤后出现上腹部胀痛、胸闷、呼吸困难，呕吐2次胃内容物后，胸闷、呼吸困难缓解，又前往急诊输液，经护胃、解痉止痛等处理后，上腹部胀痛有所缓解，遂来门诊继续诊治。

就诊时诉：上腹部胀满不适，时有隐痛，近期眠差，多痰，左耳听力不佳，眼蒙。舌质淡红，苔白腻微黄，脉右关滑而有力。舌象如图3-1所示。

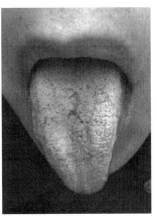

图3-1　首诊舌象

「理法方药」急性阑尾炎，属中医内痈——肠痈病范畴，《诸病源候论·卷之三十三·内痈候》："内痈者，由饮食不节，冷热不调，寒气客于内，或在胸膈，或在肠胃，寒折于血，血气留止，与寒相搏，壅结不散，热气乘之，则化为脓，故曰内痈也"。

《外科正宗·卷三》："肠痈者，皆湿热瘀血流于小肠而成也。由来有三：男子暴急奔走，以致肠胃传送不能舒利，败血浊气壅遏而成者一也；妇人产后，体虚多卧，未经起坐，又或坐草（胎产）艰难，用力太过，育后失逐败瘀，以致败血停积肠胃，结滞而成者二也；饥饱劳伤，担负重物，致伤肠胃，又或醉饱房劳，过伤精力，或生冷并进，……气血凝滞而成者三也。"

可以看出，饮食不节，饱伤肠胃是引起"肠痈"的一个重要因素，该患者平素饮食喜鱼肉，多滋补，久而久之发为"肠痈"之患，虽经手术治疗，肠痈得除，但术后仍不节饮食，"饮食自倍，脾胃乃伤"，饮食积滞脾胃，则上腹部胀痛；脾虚生痰，痰蒙清窍则眼蒙、耳聋；痰热扰心则眠差；其右关脉滑而有力，舌苔白腻也是脾胃饮食积滞，湿浊阻滞之候。故可以消食导滞，理气化痰为法，选用保和丸加减，拟方如下：

连翘10g	枇杷叶10g	姜竹茹10g	六神曲10g
法半夏10g	山楂15g	陈皮5g	莱菔子15g
茯苓15g	蔓荆子10g	紫苏叶10g	

水煎内服，每天1剂，分2次服用，共5剂。

二诊：2016年11月2日。

「临证四诊」患者服药后腹痛未再发作，无胸闷，无胃胀，睡眠改善，大便昨日解2次，颜色较服药前改善，初始带黄色，痰明显减少，左耳听力有所改善，仍有眼蒙。舌淡红，苔腻程度较前减轻，脉仍滑。拟方如下：

连翘10g	枇杷叶10g	姜竹茹10g	神曲10g
法半夏10g	山楂15g	陈皮5g	莱菔子15g
茯苓15g	蔓荆子10g	紫苏叶10g	车前子15g

水煎内服，每天1剂，分2次服用，共5剂。

「理法方药」口服中药在上方基础上加车前子，增强利尿祛湿解毒之效，促进毒从下解，邪有出路。

（三）辨治思路

"肠痈"的治疗古今差别较大，《金匮要略》记载："肠痈者，少腹肿痞，按之即痛，如淋，小便自调，时时发热，自汗出，复恶寒，其脉迟紧者，脓未成，可下之，当有血；脉洪数者，脓已成，不可下也，大黄牡丹汤主之。"而如今更多的选择手术治疗。但手术不能从根本上解决患者"饮食积滞，湿浊阻滞"的内环境，术后饮食不慎，再发腹痛也就不足为奇了。

该医案辨治的思路就是从患者内环境入手，化中焦之食积为本，方取保和丸为基础方，以图恢复六腑以通为用之常态，方中主药为山楂、神曲、莱菔子消食导滞，连翘清上焦之热，兼可开胸清火，陈皮、法半夏、枇杷叶、紫苏叶化痰理气宣肺，蔓荆子祛风化痰，下气止痛，姜竹茹化痰清热，诸药合用，共奏清热化痰，消食导滞之功。患者服药后腹痛等诸症减，说明中焦滞化，脾运得健，二诊加车前子一味，既可利湿导滞，又可清热明目。

该医案也指出术后调养一个重要的切入点就是调整患者引起疾病的内环境，实现"瘥后防复"的调养目标。

（医案整理：何宜斌　刘明　　指导：蔡炳勤）

四、当归拈痛汤治疗下肢软组织炎症

（一）临床资料

一般资料：徐××，男，51岁。

主诉：右下肢疼痛7天。

中医诊断：①疮疡；②痹病。

西医诊断：①下肢软组织炎症；②腰椎间盘突出症；③下肢静脉曲张。

（二）证治经过

首诊：2017年10月31日。

「临证四诊」患者既往有下肢静脉曲张病史，7天前开始出现右下肢疼痛，行走不利，从大腿至足部，酸胀疼痛，间歇性跛行，右下肢可见青筋迂曲扩张，部分成团，右小腿后侧及右足背外侧可见暗红团块，未见水疱，局部质韧，触之疼痛，右足背外侧暗红肿胀，疼痛难忍，纳眠一般，大便不畅，小便黄。舌淡红，苔白厚腻，根部略黄，脉沉滑。

辅助检查：2017年10月30日X线示：腰椎间盘突出，膝关节退行性变。血常规、凝血、风湿3项未见异常。右下肢动脉彩超检查示：右下肢动脉内、中膜增厚，未见明显狭窄。右下肢静脉彩超检查示：右下肢深静脉瓣膜功能不全。

「**理法方药**」蔡炳勤认为患者主诉为疼痛，尽管右下肢多处暗红肿胀，疮疡病症突出，但不可忽视其"风湿热痹"的主证，中医辨治应以解决主诉主证为先，下肢多处暗红团块为痹病的兼证，根据辅助检查结果患者白细胞正常，舌淡，脉沉，认为患者为脾肾不足，湿热瘀结，痹阻经络的虚实夹杂之证，故以健脾补肾，清热祛湿通络为法，以当归拈痛汤加减。

当归拈痛汤为金代张元素所创的千古名方，出自《医学启源·卷下》，方由羌活、防风、升麻、葛根、白术、苍术、当归、人参、甘草、茵陈、苦参、炒黄芩、知母、猪苓、泽泻构成。原方以羌活、茵陈用量较重，共为君药，羌活祛风燥湿，走上走表；茵陈清利湿热，走下走里，两药配伍，寒热并用，上下同治。猪苓、泽泻淡渗利湿，导湿下行；并用黄芩、苦参、知母清热燥湿，配合淡渗利湿之猪苓、泽泻，使湿去热孤，热清湿解，而解除湿热胶结之势；风可胜湿，防风、升麻、葛根既能散风解表，又可引脾胃清阳之气上升，升清除湿。苍术、白术健脾燥湿，使湿邪得以芳化，并防寒凉害胃；人参、当归益气养血、扶正祛邪，以防燥湿、利湿诸品伤及气血，甘草调和诸药。

本案中患者下肢疼痛，伴有皮肤暗红团块，风热相搏可明确，符合本方主旨，易羌活为独活，取其引药下行，祛风湿止痛之义。茵陈、苦参清热利湿，猪苓、茯苓、苍术、泽泻淡渗利水，防风、升麻、葛根升清除湿，杜仲、牛膝补肾强腰，穿破石入心、肝经，具有祛风通络、清热除湿、解毒消肿之功，桑枝通经，全蝎活血通络。配伍赤芍、甘草组成芍药甘草汤，具有舒筋缓急止痛之效，拟方如下：

当归10g　　茵陈15g　　苦参15g　　苍术15g

茯苓15g	猪苓10g	泽泻15g	防风10g
赤芍15g	杜仲15g	牛膝10g	甘草5g
升麻5g	葛根15g	穿破石15g	桑枝15g
全蝎10g	独活10g		

水煎内服，每天1剂，分2次服用，共7剂。

二诊： 2017年11月11日。

「临证四诊」患者诉服药后右下肢疼痛减轻，右小腿及外侧可见皮肤暗红团块较前变小，足背外侧红热消退，仍有轻微肿胀，行走时明显，舌淡红，苔白，小便较多，夜尿明显，较前变薄，脉沉滑。

「理法方药」患者服药后舌苔已经变薄，湿滞已经改善，小便较多，口服中药在上方基础上去茵陈、苦参、猪苓，减轻燥湿之力，去升麻、穿破石、桑枝，加牛大力、五指毛桃增强补气强筋之功，加姜黄祛瘀止痛，仙鹤草清热解毒，拟方如下：

当归10g	苍术15g	茯苓15g	泽泻15g
防风10g	赤芍15g	杜仲15g	牛膝10g
甘草5g	葛根15g	全蝎10g	独活10g
牛大力15g	五指毛桃30g	姜黄15g	仙鹤草30g

水煎内服，每天1剂，分2次服用，共14剂。

三诊： 2017年11月28日。

「临证四诊」患者诉服药后右下肢行走时轻微疼痛，较前已经明显改善，右小腿及外侧皮肤团块缩小，部分已经消散，右足背肿胀消退，纳眠可，夜尿3次，大便调，舌淡红，苔白，脉沉滑。

「理法方药」口服中药在上方基础上去苍术、泽泻、防风、仙鹤草，去利湿之品，赤芍易白芍，加鸡血藤、生地黄增强养血柔筋之功，细辛温经通络，山萸肉补肾缩尿，拟方如下：

当归10g	茯苓15g	白芍15g	杜仲15g
牛膝10g	甘草5g	葛根15g	全蝎10g
独活10g	牛大力15g	五指毛桃30g	姜黄15g

细辛3g　　　鸡血藤15g　　　生地黄10g　　　山萸肉15g

水煎内服，每天1剂，分2次服用，共14剂。

后随访患者下肢疼痛已经改善，未再来诊。

（三）辨治思路

本案患者就诊时以"右下肢疼痛"为主诉，体查以右下肢多发团块，右足背红肿为主，辅助检查提示白细胞正常，现代医学多判定为无菌性炎症，多以抗感染治疗为主，必要时则使用激素。中医辨证则从主诉、四诊着手，右下肢疼痛，局部潮红，舌苔厚腻，根部黄，脉滑，都符合中医"风湿热痹"的范畴。蔡炳勤在临床中常常讲，中医临床思维与现代医学诊断思维不同，不要局限于现代医学的辅助检查，而应该从四诊资料推断中医证候。

中医根据病因将常见的痹病分为风寒湿痹和风热湿痹两大类。本案属于热痹，多因风湿热，三邪相合，侵袭人体，流注经络，痹阻筋骨关节而成，但往往存在素体亏虚之证，常见虚实夹杂。尤在泾在《金匮翼》中所说："热痹者，闭热于内也……，脏腑经络，先有虚热，而复遇风寒湿邪客之，热为寒郁，气不得通，久之寒亦化热，则痹然而闷也。"故而根据四诊资料，采用扶正祛邪之法，调理脏腑气血阴阳为本，配合疏风清热除湿之品。蔡炳勤主张分期辨治，急性期以风湿热证为主，可以当归拈痛汤为主方，湿热之邪去后，则应以补肝肾、强筋骨为主，以培本固元，要遵循先清后补，分期论治的原则。同时，在诊疗过程中，常常用活血化瘀药物，尤其是虫类药等搜剔窜透之品，以增强疗效。

当归拈痛汤具有清热利湿、疏风止痛、益气和血之功，多用于湿热相搏，外感风邪，病邪留滞肌肉、筋脉、关节，使经脉闭阻不通、肩背沉重，或伴有局部红肿热痛等证。根据多年临床经验，蔡炳勤认为以四肢痹痛为主诉，病机为湿热，兼证可夹风、夹瘀、夹虚等，均可运用当归拈痛汤随症加减，不必拘泥于原方。初诊时，患者下肢疼痛，局部团块，足背红肿，风热相搏可明确，以清热除湿药，疏风活血为主，配伍杜仲、牛膝等补肾活血药物。二诊、三诊时则湿热之邪渐去，蔡炳勤逐渐减少清热利湿之品，酌情增减补肝肾、强筋骨的药物，后期尤其重视补血养血、和营缓急止痛，思路清晰，值得学习。

（医案整理：刘明　何宜斌　　指导：蔡炳勤）

五、内外结合治疗有头疽

（一）临床资料

一般资料：吴××，男，65岁。

主诉：发现背部红肿肿物十余天。

中医诊断：有头疽。

西医诊断：①痈；②2型糖尿病；③高脂血症；④前列腺增生。

（二）证治经过

首诊：2016年9月2日。

「临证四诊」患者背部肿物（图3-2），大小约10cm×10cm，肿物周围紫红色，边界不清，肿物稍硬，灼热疼痛，触痛明显，肿物中央可见多个脓头，呈蜂窝状，有较多黄白色液体流出，低热，口干，纳一般，眠可，小便多，带泡沫，每晚夜尿2~3次，大便不调，次数不固定。舌暗红，苔黄腻，脉弦细数。

患者既往糖尿病病史4年余，以胰岛素皮下注射控制血糖，餐前血糖波动于7.9~17.6mmol/L，餐后2h血糖波动于12.9~18.5mmol/L。既往高脂血症、前列腺增生病史。血常规提示WBC（白细胞）：17.21×10^9/L，NEUT%（中性粒细胞百分率）：86.5%。血糖：17.11mmol/L。胸部X线检查示：左

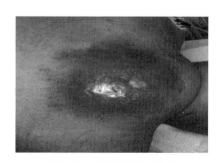

图3-2　患者背部有头疽

上肺下舌段少许慢性炎症。

「**理法方药**」有头疽是外科疮疡重症，合并糖尿病则进展较快，若不及时处理，极易出现广泛的蜂窝织炎及坏死，严重者可并发败血症或脓毒血症。中医认为有头疽是因外感风热、湿热、火毒之邪，气血瘀滞，经络阻塞，风湿热毒结聚于肌肤之间，而患者本身多因肾水亏损，相火炽盛；或恣食膏粱厚味，脾胃运化失常，内外邪毒互相搏结，凝聚肌肤所致的化脓性疾病，常合并消渴病出现，容易发生"陷证"。本案患者正是老年男性，久患消渴，肾阴不足，虚火炽热，复感热毒之虚实夹杂之证。故而内治当攻补兼施，以益气托毒，清热活血为法。同时，脓成者，外治十分重要，需采用手术扩创排毒，作"十"或"十十"字形切开，务求脓泄畅达，邪有出路，故而确立本病的治疗方案如下。

治疗原则：①外治法：尽快手术，引流祛邪；②内治法：补气活血托毒。

治疗方法：①外治法："十"字形切开引流（图3-3）；②内治法：托里透脓散加减，拟方如下：

黄芪30g	知母10g	当归10g	川芎10g
皂角刺10g	天花粉10g	金银花10g	浙贝母10g
陈皮10g	赤芍15g	甘草5g	

水煎内服，每天1剂，分2次服用，共6剂。

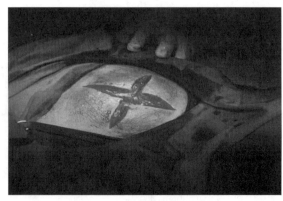

图3-3 "十"字形切开引流

二诊： 2016年9月8日。

「**临证四诊**」患者入院当日即行急诊切开排脓手术，术后第1～3天，渗出较多，每日更换敷料2次，服用中药后，热退，近3日术口渗出减少，创面较前缩小，仍有口干，纳一般，眠可，小便多，每晚夜尿2～3次，大便每天2次。舌暗红，苔微黄，较前变薄，脉弦细数。

「**理法方药**」患者通过及时诊治处理，热退，脓出，邪有出路，渗出较前减少，创面渐愈，口服中药仍可以补气活血托毒为法，口服中药可在上方基础上去浙贝母，加玄参，减化痰之力，增强清热生津之功，予以带药出院，拟方如下：

黄芪30g	知母10g	当归10g	川芎10g
皂角刺10g	天花粉10g	金银花10g	玄参10g
陈皮10g	赤芍15g	甘草5g	

水煎内服，每天1剂，分2次服用，共7剂。

后患者门诊随访，定期术口换药，口服中药以托里透脓散为主，2个月后创面渐愈。

（三）辨治思路

疮疡是中医外科的基础病之一，有头疽临床现不多见，合并糖尿病的疮疡重症，起病急，变化快，一直是临床诊治的难点之一。蔡炳勤一直强调中医外科最突出的内治法是托法，补气托毒，主张重用黄芪，是他的治疗思路之一，内治之中主张用穿山甲、皂角刺等清热解毒排脓之品。但更讲究内外结合，中医外科突出的特点是"邪有出路"，攻邪要彻底，引流要通畅，以帮助退热。在既往没有手术条件的情况下，中医外科针对此病，往往采用五五丹药线或八二丹药线多枚，分别插入疮口，蚀脓引流，有引流不彻底之患。现今外科技术进步，消毒清创引流更加规范。本案患者创面范围大，合并"有头疽"独特的多脓头表现，所以切开排脓范围要大，行"十"字形切开，有利于脓液的充分排出，利于向愈。若是不行外科引流，本案仅以内治处理，则有留邪之弊，正如蔡炳勤经常强调的"良医不废外治"，中医外科比中医内科突出的优势就是外治法，一定要注意中医临床外治法的应用，内外结合才是最佳治疗方案。

（医案整理：刘明　何宜斌　　指导：蔡炳勤）

六、外科术后之少阳、阳明并病

（一）临床资料

一般资料：何××，女，35岁。

主诉：胆道术后，肠梗阻术后发热。

中医诊断：发热。

西医诊断：①发热；②肠梗阻（术后）；③胆总管肿物（术后）。

（二）证治经过

首诊： 2016年11月2日。

「临证四诊」2016年10月17日因胆总管炎性包块行腹腔镜下胆管-空肠R-Y吻合术+胆囊切除手术，2016年10月30日因不完全性肠梗阻行肠粘连松解术，术后第二天出现高热，最高体温达39.5℃，发热前有畏寒，口干口苦，大便数日未解。患者虚羸消瘦，面色无

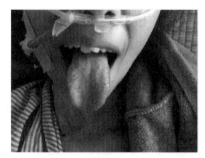

图3-4　2016年11月2日舌象

华，疲倦，少气懒言，腰酸腰痛。舌淡红，苔根部稍黄腻，脉弦细。患者舌苔见图3-4。

「**理法方药**」肠梗阻，腑气不通，内有积滞与蕴热，手术粘连松解，蕴热得以外发而高热，积滞仍存内而致便秘，口苦，脉弦，为少阳枢机不利之证，故治疗方案如下。

治疗原则：和解少阳，内泻热结。

治疗方法：大柴胡汤加减。

柴胡20g	黄芩10g	法半夏10g	大黄10g
枳实20g	白芍10g	杏仁10g	厚朴15g
生姜10g	大枣10g	炙甘草5g	

水煎内服，每天1剂，分2次服用，共5剂。

二诊：2016年11月9日。

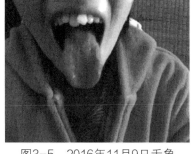

「**临证四诊**」前次服药后，大便解，热退未再反复，胃纳改善，精神转佳，舌淡红，苔根部黄腻苔已化，脉细。患者服药后舌苔如图3-5所示。

图3-5　2016年11月9日舌象

（三）辨治思路

本案中，患者先后经历了胆管手术和肠道手术，首诊辨证就从少阳、阳明并病入手。所谓"并病"，是指一经的病证未罢，而又出现另一经的证候。该患者先受困于少阳之疾（胆总管肿物，胆道炎症行胆道手术），后再陷于阳明之患（肠梗阻，阳明热结），故取方大柴胡汤，两经同治，而加一味杏仁，是兼顾其素体肺气不宣（支气管扩张），杏仁可宣肺开胸，起提壶揭盖之效。

蔡炳勤常用经方解决临床中的难题，本案是从六经辨证的角度解决外科术后发热。他对术后发热有自己独特的看法，认为外科术后的吸收热、术口感染、肺部感染等所致发热，对症处理可痊愈，而许多难愈性发热，使用抗感染药物无效，且多以低热为主，缠绵难愈，严重影响患者术后康复。他从湿温病理论、脏腑经络辨证、气血辨证及六经辨证等中医经典理论入手，结合岭南地域特色及现代外科常识，将其归纳为"湿温发热、血瘀发热、火毒发热、郁热及虚热"等，审因论治，取得较好疗效。对于湿温发热，可用三仁汤或甘露消毒饮加减；血瘀发热可用王清任之少腹逐瘀汤、通窍活血汤、膈下逐瘀汤、身痛逐瘀汤等加减；火毒发热可根据患者体质选用防风通圣散加水牛角、牡丹皮等凉血解毒之品施治，也可使用竹叶石膏汤治疗；术后虚热则可用补中益气汤，取"甘温除大热"之意。

随着各种外科手术的展开，各种术式在古代文献中虽然没有记载，但是中医的辨证理论是依据四诊资料，而非手术方式，中医外科临床的中医思维，就是将外科术式融入中医的各种辨证体系中，古今结合，抽丝剥茧，亦可解决许多看似复杂的临床问题。中医外科术后调理将有更加宽广的发展空间，值得我们深入探索。

（医案整理：何宜斌　刘明　　指导：蔡炳勤）

第四章　岭南疡科流派第三代传承人医案赏析

第一节　黄学阳医案

一、清热祛腐，益气养阴治疗发（足发背）

（一）临床资料

一般资料：王××，男，25岁。

主诉：因"右足红肿热痛4天"入院。

中医诊断：足发背（热毒炽盛）。

西医诊断：①右足软组织感染；②脓毒血症。

（二）证治经过

首诊：2017年11月7日。

「临证四诊」2017年11月3日患者右足第2跖趾关节背侧因抓伤致局部皮肤破损，当时未予重视和及时处理，后出现右足第2跖趾关节局部红肿热痛，无恶寒发热、活动受限等，遂至当地医院门诊就诊，予西药消炎镇痛及中药外敷治疗后，病情未控制，反而快速发展，红肿范围迅速扩大，波及右足踝，漫肿无边，焮红疼痛，伴全身发热，测体温38.6℃。遂于2017年11月7日至广东省中医院急诊就诊，查：体温39.2℃；血常规示WBC：23.47×10⁹/L，NEUT%：88.5%，PCT（降钙素原）：1.16ng/mL，ESR（红细胞沉降率）：30mm/h，Glu（谷氨酸）：22mmol/L。根据患者症状、体征及检查结果，诊断为右足软组织感染、脓毒血症。排除手术禁忌忌证后，于11月7日急诊送手术室行右足清创术，沿第1、2跖骨间隙充分切开足背、足底皮肤皮下组织，贯穿引流，足底、足背、足踝脓腔充分扩创，留置胶片引流。术后右足脓液细菌培养+药敏提示化脓性链球菌（A群）感染。术后予抗感染、调节血糖、护肝及补液支持等治疗，保持术口引流通畅，并间断引流冲洗伤口，加强术口换药。

「**理法方药**」《黄帝内经》记载"营卫稽留于经脉之中，则血泣而不行，不行则卫气从之而不通，壅遏不得行，故热。大热不止，热盛则肉腐，肉腐则为脓。"指出了外科疮疡发生的病机，即由于经络阻塞，气血凝滞，壅遏不通，郁而化热所致。痈之大者名发。顾世澄在《疡医大全》中云："脚发背生于脚背筋骨之间，乃足三阴三阳之所司也，比之手发背为尤重。皆缘湿热相搏，血滞于至阴之交；或赤足行走，沾染毒涎；抑或撞破，误触污秽而成。总之外染者轻，内邪流滞者重"，进一步阐明足发背的病因，即外染邪毒或内邪流滞。本例患者既往生活欠规律，熬夜等以致正气耗伤，复因外伤致右足及右小腿红肿热痛，右足背积脓，部分组织发黑坏死，此为正气内虚，秽毒之邪趁隙入侵，热毒壅聚，营气郁滞，气滞血瘀，聚而成形，伏于下肢，内不得疏泄，外不得透达，发于肌肤，而成脓肿。

中医外科遵循"以消为贵"这一治疗法则，消法包括外治和内消两个方面，外治之法多指外敷药物与手术操作两个方面。现患者病程处于足部感染急性期，故入院治疗当以外治之法祛邪为先，手术为祛邪的重要手段之一，紧急送手术室行脓肿清创、贯穿引流术。此为中医外治法，使"邪有出路"。

二诊： 2017年11月8日。

「**临证四诊**」术后第1天，患者神清，精神疲倦，仍发热，无恶寒，体温38.9℃，口干多饮，昨日解黄绿色稀烂便8次，纳眠欠佳。右足肿胀红热较前稍减轻，疼痛较入院前缓解，行走仍不利，术口可见较多淡红色渗液。舌暗红，苔黄腻，脉数有力。

「**理法方药**」整体辨证与局部辨证相结合。急性感染期，目前患者仍发热，乃秽毒之邪与热相搏，攻窜散漫，致全身症状明显；足部仍肿胀红热、渗液，乃无形之热毒依附于局部有形之瘀血所致；热邪致病，易伤气阴，加之手术创伤，耗气伤阴，加重气阴两虚，故见口干多饮；结合脉象，考虑虚实夹杂，辨证考虑瘀热互结、热毒炽盛、气阴耗伤。此期当属邪毒亢盛而正虚不显的阶段，治疗应以清热解毒、凉血散瘀、益气养阴为法，目的为辅助正气，托毒外出，阻止毒邪扩散和内陷，此法属于托法中以透为主、以补为辅之透托法。口服方剂以犀角地黄汤加减，拟方如下：

生地黄20g	白芍10g	金银花30g	水牛角30g（先煎）
连翘15g	紫花地丁15g	蒲公英15g	青天葵15g
海桐皮15g	牛膝10g	五指毛桃30g	生甘草20g

水煎内服，每天1剂，返煮，分两次服用，连服5天。

外洗方：

金银花30g	乌梅30g	地丁30g	蒲公英30g
牡丹皮30g			

水煎至4 000mL，外洗以清热解毒祛瘀。

经综合治疗后，患者右下肢红肿热痛明显改善，右足局部渗液明显减少，术口创面肉芽新鲜红活，无发热恶寒等不适。

「**方义药解**」明代陈实功的《外科正宗》提出肿疡"焮肿发热，疼痛有时，脉来浮数无便秘者，宜药托之"。本例使用透托之法，可使疮疡毒邪移深就浅，使扩散的症候趋于局限，使邪盛者脓毒不致旁窜深溃，使正虚者不致毒邪内陷。犀角地黄汤源自《备急千金要方》，乃凉血散瘀，滋阴清热之剂，主要应用于热毒炽盛，直入血分或伤及血络的动血耗血之证，以各种失血、斑色紫黑、神昏谵语、身热舌绛等为证治要点。

「**辨治思路**」本例患者为感染急性期，虽手术切开排脓，但仍见瘀热毒邪炽盛，故方中以水牛角、生地黄清热解毒凉血；因热毒之邪较盛，故以金银花、连翘、紫花地丁、蒲公英、青天葵加强清热解毒之力；"金银花甘，疗痈无对，未成则散，已成则溃……蒲公英苦，溃坚消肿，结核能除，食毒堪用"，方中用金银花、蒲公英等甘寒之品而不用黄芩、板蓝根等苦寒之品，缘苦寒易劫阴败胃，取其顾护脾胃之意；热邪耗伤气阴，予五指毛桃、生地黄益气养阴；佐以海桐皮祛瘀通络消肿，共奏攻补兼施的透托之效。另有中药煎汤外洗，直达病所，消肿止痛，从现代药理研究来讲，可起到抗菌、消炎、清洁的作用，治疗局部感染。

三诊： 2017年11月13日。

「**临证四诊**」术后第6天，患者神清，精神可，仍口干多饮，无发热恶寒，纳可，眠改善，大便每天1行。右下肢红肿热痛较前明显改善，右足局部渗液较前明显减少，舌红，苔黄，脉细数。

「**理法方药**」术后热已退，而余邪未清，且热病及手术耗气伤阴致气阴两伤，故见口干多饮，结合脉象，考虑气阴两虚、痰瘀热结。治疗以补法为则，治以益气养阴、清透余邪。方用竹叶石膏汤加减，拟方如下：

淡竹叶15g	法半夏10g	石膏30g（先煎）	麦冬20g
薏苡仁20g	牛膝15g	茯苓15g	牡丹皮10g
地丁15g	五指毛桃40g	海桐皮15g	炙甘草6g

水煎内服，每天1剂，返煮，分两次服用，连服4天。

外治方同前，并逐渐拔除术口引流条。

经治疗后，患者口干多饮改善，右下肢红肿热痛消退，术口创面肉芽新鲜红活，局部溃疡面逐渐缩小，渗液减少，顺利出院。

「**方义药解**」《黄帝内经》云："邪之所凑，其气必虚。"《素问·至真要大论》云："虚者补之，损者益之。"这些均指出了补法的使用原则。热病后期邪去正虚，多因久病耗气伤阴，以致气虚血瘀。《伤寒论》云："伤寒解后，虚羸少气，气逆欲吐，竹叶石膏汤主之。"该方证系肺胃之津液因病热而伤，取之滋养肺胃，以复气阴而清余热。虚羸少气，可见外感病后，病者形气两伤之态，形者消瘦羸弱，气者神疲少气；气逆欲吐，为肺胃皆伤且余邪未散，何解？肺逆为咳，胃逆为呕，若仅肺胃之气阴亏损，而无余热纠结胸中，则不见逆。故竹叶石膏汤可视为白虎加人参汤及麦门冬汤两者变方。用白虎去知母，知母与石膏配伍大清里热，改之竹叶清轻宣扬，竹叶石膏之配伍则清散肺卫之余热，麦门冬汤去滋腻碍邪之大枣，人参、甘草大补气阴，麦冬滋养肺胃，粳米养胃气，助气血生化。

「辨治思路」本例虽非久病伤气损阴，但因热毒耗气伤阴，加之手术损伤，后期正气已虚，余毒未清，易携痰结瘀，邪更留恋。本证治法若只祛邪而不益气养阴生津，则气液难复；若只益气养阴生津而不清透余邪，则又虑其邪热复炽。余热复燃，可以燎原，正如叶天士所称"炉烟虽灭，灰中有火"，不可不防。唯施以清补并行，方为两全之法，故用竹叶石膏汤，加少许活血化痰之品，防阳与阴结，则病可瘥。

（医案整理：黄学阳　林烁　邓谊针）

二、祛湿解毒治疗丹毒

（一）临床资料

一般资料：马××，男，25岁。

主诉：左侧小腿红肿热痛伴发热恶寒2天。

中医诊断：丹毒。

西医诊断：①丹毒（左下肢）；②脚癣（左足）。

（二）证治经过

首诊： 2017年7月17日。

「临证四诊」缘患者2014年曾因左下肢丹毒于广东省中医院住院治疗，恢复可。2天前患者突发左小腿红肿热痛，肤温升高，伴高热寒战，最高体温39.6℃，自行服用退热药后症状仍有反复，遂再次来院就诊。就诊时左小腿红肿热痛，红肿达膝关节下，肤温升高，行走不利，无发热恶寒，体温36.6℃，无鼻塞咽痛、无咳嗽咯痰，纳尚可，眠一般，二便调，舌红，苔黄腻，脉弦滑。查体：左小腿肿胀，皮肤广泛潮红，色若涂丹，边界尚清，未高出正常皮肤，指压褪色，局部肤温升高，轻压痛，无水疱，无溃疡渗液；左侧腹股沟区压痛，可触及肿大淋巴结；左足第3、4趾缝间可见脱屑；右下肢未见明显异常。患者诉平素足部多汗。

「**理法方药**」治疗上，中医外科讲究内外并用。患者为年轻男性，工作压力大，熬夜，耗伤正气，加之久居岭南湿热之地，湿热困脾，湿热下注，复感邪毒，湿热毒蕴于下肢，发为本病。湿热下注，故平素足部多汗；且患者素有宿患，复感外邪，湿热毒邪瘀结于下肢，郁阻肌肤，经络阻塞，不通则痛，故局部红赤肿胀、灼热疼痛；舌红，苔黄腻，脉弦滑为湿热蕴结之象。湿性黏滞，与热胶结，故易反复发作。以急则治其标为原则，急性期治宜清热利湿解毒，内服方可选用五神汤合草薢渗湿汤加减；外治法上，以清热利湿活血之品外洗沐足，小腿及腹股沟局部肿痛处予四黄水蜜硬膏外敷以清热解毒、活血止痛。另外，应积极治疗原发足癣，并嘱患者平素注意足部护理，勤换鞋袜。拟方如下。

内服方：茯苓15g　　忍冬藤10g　　牛膝15g　　车前子10g
　　　　　紫花地丁10g　粉萆薢15g　　薏苡仁15g　　牡丹皮15g
　　　　　关黄柏15g　　赤芍15g　　　泽泻15g　　　通草10g
　　　　　滑石15g

水煎内服，每天1剂，返煮，分两次服用，连服5天。

外洗方：大黄30g　　　乌梅30g　　　五倍子30g　　　虎杖30g
　　　　　白鲜皮30g

水煎至4 000mL，外洗以清热凉血解毒。

局部外用药：四黄水蜜硬膏外敷左小腿、左侧腹股沟，达克宁外涂左足趾缝、甲缘。

「**方义药解**」五神汤源自《外科真诠》，全方由茯苓、车前子、金银花、牛膝及紫花地丁五味药组成，功用清热解毒、散瘀利水，主治伤后下焦湿热或痈肿，症见小便赤痛，或痈肿疼痛，舌红脉数者。方中茯苓、车前子利水渗湿，金银花、紫花地丁清热解毒，牛膝引药下行、直达病所，诸药合用，既能清利水道，又能解毒散结，是治伤后小便赤涩或痈疡疮毒之良剂。

草薢渗湿汤出自《疡科心得集》，全方由萆薢、薏苡仁、牡丹皮、黄柏、茯苓、泽泻、通草、滑石等八味药组成，功用清利湿热，主治下肢丹毒、湿疮、药疹及足癣继发化脓性感染等湿热下注。方中萆薢利水，分清化浊，为主药。薏苡仁利水渗湿，泽泻渗湿泻热，茯苓分利湿热，滑石利水通淋，通草清热利水，共为辅佐药，使下焦湿热自小便排出；再配以清热凉血、活血化瘀的牡丹皮，清膀胱湿热、泻肾经相火、解毒疗疮的黄柏，以加强清利湿热的效力。全方共奏导湿下行、清热利水的功效。本案中两方合用，共奏清热利湿解毒之功；方中以忍冬藤代金银花，以其藤善走窜，穿透力强，既存清热解毒之效，亦取其载药直达病所之意。

外用药物方面，现代研究证实大黄具有抗炎、解热的药理作用，中医认为其清热凉血祛瘀。乌梅外用具有良好的抗菌作用，对溶血性链球菌、金黄色葡萄球菌等具有较好的抑制作用，中医认为其酸敛收涩，可清虚热、利湿。五倍子现代研究证实其中所含的鞣酸对蛋白质有沉淀作用，体外试验对金黄色葡萄球菌、链球菌、肺炎球菌等细菌均有明显的抑菌或杀菌作用；中医认为其味酸、涩，性寒，具有良好的清热解毒、止血之效。虎杖清热解毒，散瘀止痛，现代药理研究证实，虎杖中提取的虎杖甙对金黄色葡萄球菌、卡他球菌、大肠杆菌等有抑制作用，另外其还可以改善微循环，抑制溶酶体酶的释放，抗氧化，阻止微循环中白细胞聚集，降血脂，抗脂质过氧化等。白鲜皮具有清热燥湿，祛风解毒之效。《药性论》言其："治一切热毒风，恶风，风疮、疥癣赤烂，眉发脱脆，皮肌急，壮热恶寒；主解热黄、酒黄、急黄、谷黄、劳黄等。"现代研究表明其对多种致病真菌如同心性毛癣菌、许兰毛癣菌，均有不同程度的抑制作用。五药合用，外洗沐足可有效改善微循环，具有较强的抗菌效果。丹毒多由足癣引起，多配合使用局部抗真菌药物。

服方6剂，患者热退，左小腿红肿减轻，腹股沟肿大淋巴结消失，症状缓解后出院。

（三）辨治思路

丹毒是以患部突然皮肤鲜红成片，色如涂丹，灼热肿胀，迅速蔓延为主要表现的急性感染性疾病。《素问·至真要大论》云："少阳司天，客胜则丹疹外发，及为丹慄疮疡……"《诸病源候论·丹毒病诸候》云："丹者，人身忽然掀赤，如丹涂之状，故谓之丹。或发于足，或发腹上，如手掌大，皆风热恶毒所为。重者，亦有疽之类，不急治，则痛不可堪，久乃坏烂。"

本病发无定处，生于胸腹腰胯部者，称内发丹毒；发于头面部者，称抱头火丹；发于小腿足部者，称流火；新生儿多生于臀部，称赤游丹。本病相当于西医的急性网状淋巴管炎，是一种累及真皮浅层淋巴管的感染，主要致病菌为β溶血性链球菌。皮肤的任何炎症，尤其是有皲裂或溃疡的炎症为致病菌提供了侵入的途径。致病菌还可潜伏于淋巴管内，反复发作。患处皮温高、紧张，并出现硬结和非凹陷性水肿，受累部位有触痛、灼痛，常见近端淋巴结肿大，伴有或不伴淋巴结炎。

笔者认为丹毒发于下肢是湿热下注，复感外邪，局部湿热邪毒炽盛所致。治疗上，中医外科讲求内外并重。本案患者下焦湿盛，久而化热，湿热熏蒸故见脚汗频频；复感外邪，湿热邪毒壅于下肢，郁阻肌肤，经络阻塞，不通则痛，故见掀红肿痛，色若涂丹。辨证时四诊合参，考虑湿热蕴结，治以清热利湿解毒为法，故选方五神汤合萆薢渗湿汤加减。外治法因局部用药，要重视局部辨证。患者局部皮肤掀红肿痛，色若涂丹，肤温升高，周围淋巴结肿大疼痛，一派热毒炽盛之象，治宜清热解毒之品，故选用大黄、虎杖以清热解毒、活血消肿。另外，足癣为丹毒的诱发因素，外治应积极治疗原发病，现代药理研究中五倍子、白鲜皮是很好的抗真菌药物，故拟上述外洗沐足方。局部还应应用抗真菌药物加强疗效。

（医案整理：黄学阳　邓谊针）

三、甲状腺围手术期辨证施治

（一）临床资料

一般资料：林×，女，63岁。

主诉：因"发现甲状腺肿物20余天"于2017年9月11日入院，一般状况可。2017年9月14日行"双侧甲状腺部分切除术+双侧喉返神经探查术"，术后病理证实双侧甲状腺肿物均为结节性甲状腺肿。术程顺利，术后生命体征平稳。

中医诊断：肉瘿。

西医诊断：①双侧结节性甲状腺肿；②乙肝表面抗原携带者；③手术史（阑尾切除术）。

（二）证治经过

首诊：2017年9月15日。

「临证四诊」双侧甲状腺部分切除术后第1天，患者神清，疲倦，发热，最高体温38.1℃，微恶寒，术区疼痛，吞咽、转侧不适；咳嗽，痰多色黄，咽痛，兼见鼻塞流涕，无恶心呕吐，呼吸吞咽顺，发音清；无唇面部麻木，四肢无抽搐，无饮水呛咳，纳欠佳，眠一般，二便调，舌淡暗，苔薄黄，脉弦滑数。查体：心肺未见异常；术口敷料外观干洁，术口对合良好，术区皮肤稍红肿，引流胶片固定在位，渗出液色淡红；咽充血（++）。

「理法方药」患者年过六旬，正气渐衰，加之术中毒麻药物损伤脾胃正气，脾失健运，痰浊内生；手术打击，局部经络受损，气血运行不畅，留滞成瘀，不通则痛，故见术区局部疼痛，转侧不适；手术低温环境，术口外露，患者易感风寒，入里乘袭阳明、少阳之络，挟痰上扰，郁而化热，故见发热咳嗽、咯痰色黄、咽红咽痛；结合患者舌脉，综合辨证考虑为痰瘀内阻，复感外邪，入里化热，应为风热痰凝证，治以疏风清热、化痰散瘀为法，拟银翘散疏散风热，佐以健脾化痰、凉血散瘀之品，拟方如下：

金银花15g	连翘15g	淡竹叶10g	薄荷10g（后下）
桔梗10g	荆芥穗10g	淡豆豉15g	芦根15g
炙甘草5g	牛蒡子15g	陈皮5g	赤芍10g

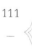

水煎内服，每天1剂，返煮，分两次服用，连服3天。

「**方义药解**」银翘散源自《温病条辨·卷一》，主要由连翘、金银花、桔梗、薄荷、淡竹叶、甘草、荆芥穗、淡豆豉、牛蒡子、芦根组成，具有辛凉透表，清热解毒之功，用于温病初起，发热无汗，或有汗不畅，微恶寒，头痛口渴，咳嗽咽痛，舌尖红，苔薄白或薄黄，脉浮数者。临床上多用于急性上呼吸道感染。方中金银花、连翘辛凉轻宣，透泄散邪，清热解毒为君；薄荷、牛蒡子辛凉散风清热，荆芥穗、淡豆豉辛散透表，解肌散风为臣；桔梗、甘草以清热解毒而利咽喉为佐；淡竹叶、芦根清热除烦，生津止渴为使。诸药相合，共成辛凉解肌，宣散风热，除烦利咽之功。现代药理研究中，银翘散具有解热、抗炎、提高免疫功能等作用。

本案患者手术打击，正气虚弱，感受外邪，出现发热恶寒、鼻塞咽痛、咳嗽咯痰等外感症状，故可选用此方。又局部手术创伤，气滞血瘀，酌加陈皮理气化痰，赤芍凉血散瘀。喉特灵主要由防风、桔梗、橘红组成，具疏风化痰利咽之功，患者咽喉不利，可予喉特灵含片辅助治疗。

二诊：2017年9月18日。

「**临证四诊**」服上方1剂后，患者发热退，续服存方2剂，今术后第4天查房，患者神清，精神尚可，无恶寒发热，术区疼痛轻，无咳嗽，少痰，咽痛较前明显减轻，呼吸吞咽顺，可正常饮食，无鼻塞流涕，无恶心呕吐，纳眠可，二便调，舌淡暗，苔薄白，脉弦。查体：心肺未见异常；术口敷料外观干洁，对合良好，无红肿，无渗血渗液，局部皮肤少许瘀斑。

「**理法方药**」经治疗后，风热外邪已去，手术打击，局部经络受损，气血运行不畅，留滞成瘀，故术区仍疼痛，局部瘀斑。四诊合参，辨证为气滞血瘀，治疗上当以行气活血化瘀为法，方用桃红四物汤；咽喉稍疼痛，痰少，当辅以胖大海、板蓝根以化痰利咽。拟方如下：

| 当归5g | 熟地黄15g | 白芍15g | 川芎5g |
| 桃仁10g | 红花5g | 胖大海10g | 板蓝根10g |

水煎内服，每天1剂，返煮，分两次服用，连服5天。

「**方义药解**」桃红四物汤是《玉机微义》转引的《医垒元戎》中的一个方子，也称加味四物汤，该方由四物汤加味桃仁、红花而成，以祛瘀为核心，辅以养血、行气。方中以破血之品桃仁、红花为主，力主活血化瘀；以甘温之熟地黄、当归滋阴补肝、养血调经；白芍养血和营，以增补血之力；川芎活血行气、调畅气血，以助活血之功。全方配伍得当，使瘀血祛、新血生、气机畅，化瘀生新是该方的显著特点。现代研究表明，桃红四物汤具有扩张血管、抗炎、抗疲劳、抗休克、调节免疫功能、降脂、补充微量元素、抗过敏等作用。现代常应用于萎缩性胃炎、脑梗死、偏头痛、痛经等证属瘀血内停及关节置换等大手术后预防血栓形成等方面。

本案患者手术创伤，局部经络受损，血行不畅，瘀血内停，故可选用此方以行气活血散瘀。又因术中行气管插管及颈部术区局部神经肌肉牵拉受损，咽喉不利，辅以胖大海、板蓝根，以及喉特灵化痰利咽。

（三）辨治思路

甲状腺位于颈前，毗邻重要血管、神经、肌肉及甲状旁腺、气管、食管等，腺体及周围组织血供丰富，淋巴系统密集。由于其解剖位置的特殊性，甲状腺手术入路空间狭小，术中周围肌肉、血管需要大幅度牵拉，较易损伤周围血管、神经、淋巴网及甲状旁腺、气管、食管等，加之术中应用电刀、超声刀产生不可避免的局部热辐射，术后急性期常引起术区局部组织水肿，渗出增多，引起肿胀、疼痛，吞咽、转侧不利；另外，创伤应激及瘀血吸收等因素在大部分患者身上会引起短期低热或表现为体温较基础体温稍升高。

笔者认为甲状腺手术要彻底止血，术后应通畅引流以减轻水肿；中医方面，根据患者症状及病机，急性期治疗应围绕外感风热、夹痰夹瘀辨证，选方上多用银翘散、牛蒡解肌汤等疏风散热之类，辅以化痰、散瘀等药物，往往收效甚佳。后期水肿消退，皮下渗血逐渐扩散吸收，皮肤出现瘀斑，瘢痕组织逐渐增生，引起手术区皮肤皮下组织牵拉，皮神经受损可见术口周围麻木。故而急性水肿期过后，应引导患者早期活动颈部，预防瘢痕挛缩，促进术后恢复。中医方面，皮肤瘀斑为瘀血内停之象，皮肤挛缩牵扯、麻木不仁均为瘀血阻络，气血运行不畅之证。辨证应围绕血瘀，亦不可忽略咳嗽咯痰、咽痛等兼证。方可选用桃红四物汤以行气活血散瘀，佐以化痰利咽之品，对促进患者术后康复有一定的作用。

（医案整理：黄学阳　邓谊针）

四、内外并治中医疮疡

（一）临床资料

一般资料：陈××，女，43岁。

主诉：因"右背部红肿疼痛3周，伴发热1天"入院。既往2型糖尿病史十余年，平素血糖控制欠佳。

中医诊断：①有头疽；②消渴。

西医诊断：①背部蜂窝组织炎；②2型糖尿病；③凝血时间延长。

（二）证治经过

首诊：2015年8月21日。

「临证四诊」缘患者7月30日发现右侧背部出现一指头大小肿块，突出皮面，局部红肿热痛明显，遂至当地医院就诊，经抗感染等治疗（具体不详）后症状未好转，红肿范围逐渐增大，8月20日晚开始出现发热，并破溃流脓，遂至广东省中医院急诊就诊，查血常规示：WBC为$19×10^9$/L，NEUT%为84%；急诊生化：Glu为23mmol/L；凝血：PT（凝血酶原时间）为16.6s。诊断为背部脓肿，予左氧氟沙星静滴抗感染2天，症状未缓解，遂入院治疗。

症见：神清，精神尚可，恶寒发热，体温38.7℃，背部包块红肿疼痛，无胸闷心悸，无关节疼痛，无恶心呕吐，纳眠尚可，口干欲饮，小便黄，大便干结，3天1解。舌红，苔黄腻，脉滑数。查体：右侧背部见一大小约20cm×10cm肿块，高出皮面，皮肤潮红，肤温升高，边界欠清，中央波动感明显，并破溃流脓，压痛（+++）。入院后立即于床边行背部脓肿切开清创、引流排脓，可清出大量黄色浓稠脓液及坏死组织；术后伤口加强无菌换药、通畅引流，积极控制血糖。

「**理法方药**」中医外科诊治疾病，讲究局部辨证与整体辨证相结合，外治法与内治法并重。患者背部肿物3周，根盘大，皮肤潮红，肤温高，中央波动感明显，为发背痈，局部热毒壅盛，已脓成破溃，局部外治宜扩创引流排脓。内治上，患者消渴日久，阴虚火盛，久居岭南湿热之地，平素多嗜肥甘，脾胃虚弱，脾虚湿滞，复感外邪，湿热邪毒蕴结肌肤，发为本病。患者背部肿物，皮肤潮红，灼热疼痛，脓成破溃，脓稠色黄，伴全身恶寒发热，小便黄，大便干，舌红，苔黄腻，脉滑数，邪热炽盛，治宜清热解毒利湿，托透排脓。又因患者消渴日久，阴虚火盛，加之邪热耗伤阴液，治疗上应顾护阴津。拟方如下：

金银花15g	野菊花30g	白芷10g	夏枯草50g
皂角刺10g	黄芪20g	法半夏10g	大黄6g
冬瓜仁30g	厚朴10g	天花粉10g	甘草5g

水煎内服，每天1剂，返煮，分两次服用，连服5天。

「**方义药解**」五味消毒饮出自清代名著《医宗金鉴》，由金银花、野菊花、蒲公英、紫花地丁、紫背天葵五味药组成，是历代中医治疗火毒结聚而引起痈疮疖肿的首选方剂。患者发背痈邪热炽盛，方用金银花、野菊花共为主药，取五味消毒饮之意，用其清热解毒之功；局部脓成破溃，灼热疼痛，取白芷、皂角刺、夏枯草消肿溃坚、散结止痛，酌加黄芪托透排脓；苔腻，脉滑，大便干结，辅以法半夏、大黄、厚朴、冬瓜仁清热利湿、通便泄浊；天花粉顾护津液；甘草调和诸药。全方共奏清热解毒、利湿泄浊、托透排脓之功。

二诊： 2015年8月27日。

「**临证四诊**」服药2剂，患者发热渐退，背部肿痛逐渐减轻。术后第4天查房，患者神清，精神尚可，暂无发热，无恶寒，背部红肿疼痛减轻，纳眠可，小便调，大便干，每天1行，舌红，苔黄腻，脉弦滑。查体：右侧背部见一"十"字形切口，脓腔较前缩小，基底干洁，分泌物明显减少，周围皮肤无明显红热。继续加强伤口无菌换药、通畅引流，胰岛素皮下注射控制血糖，血糖控制稳定。

「理法方药」患者术后引流通畅，局部红肿热痛减轻，脓液明显减少，热毒之象减退；整体辨证方面，虽发热渐退，但仍舌质红，苔黄腻，脉象弦滑，湿热邪毒仍盛，内服中药守方：

金银花15g 　野菊花30g 　白芷10g 　夏枯草50g

皂角刺10g 　黄芪20g 　法半夏10g 　大黄6g

冬瓜仁30g 　厚朴10g 　天花粉10g 　甘草5g

水煎内服，每天1剂，返煮，分两次服用，连服5天。

三诊：2015年9月1日。

「临证四诊」术后第11天查房，患者神清，精神可，无发热恶寒，背部无明显疼痛，纳眠可，二便调，舌淡红，苔白，脉滑。查体：右侧背部见一"十"字形切口，敷料无明显渗液，脓腔基本闭合，肉芽组织生长良好，周围局部肤色、肤温基本正常。血糖控制稳定，伤口继续加强无菌换药。

「理法方药」术后局部红肿热痛消退，渗液不显，热毒之象已退；全身发热退，症状不显，湿热之象减轻，大便改善，病情稳定，中药汤剂原方酌减清热之力，去大黄、厚朴、冬瓜仁，加天花粉益胃生津，带药5剂出院，门诊随诊。

金银花15g 　野菊花15g 　白芷10g 　夏枯草15g

皂角刺10g 　黄芪20g 　法半夏10g 　天花粉20g

甘草5g

水煎内服，每天1剂，返煮，分两次服用，连服5天。

（三）辨治思路

疮疡是各种致病因素侵袭人体后引起的一切体表化脓感染性疾病的总称。疮疡的致病因素，有外感（外感六淫邪毒、感受特殊之毒、外来伤害等）和内伤（情志内伤、饮食不节、房室损伤等）两大类。疮疡发生后，

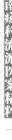

正邪交争，正气的盛衰决定着疮疡的发展和结局。

疮疡初期，若人体抗病能力较强，正能胜邪，可拒邪于外，热壅于表，使邪热不能扩散，渐而肿势局限，疮疡消散，即形成疮疡初期尚未化脓的消散阶段。反之，如果人体抗病能力较差，正不胜邪，热毒深壅，滞而不散，久则热胜肉腐，肉腐而成脓，导致脓肿形成，即为疮疡中期（成脓期）阶段，此时若治疗得当，及时切开引流，脓液畅泄，毒从外解，形成溃疡，腐肉逐渐脱落，新肉生长，最后疮口结痂愈合；或者抗病能力尚强，可使脓肿自溃，脓毒外泄，同样使溃疡腐脱新生，疮口结痂愈合，这一过程即为疮疡的后期（溃疡期）。若在疮疡的初、中期，人体气血两虚，抗病能力低下，则不能托毒外达，可致疮形平塌，肿势不能局限，难溃、难腐等；如再未能得到及时处理，可使毒邪走散，扩散全身，形成"走黄""内陷"，频现恶逆之证，而危及生命。疮疡后期，毒从外解，病邪衰退，理应逐渐趋向痊愈，若由于气血大伤，脾胃生化功能不能恢复，加之肾阳亦衰，可致生化乏源，阴阳两竭，同样可使毒邪内陷，危及生命。

本案中，患者有头疽成脓期，已脓成破溃，脓液流出不畅，治疗上内外结合，外治法宜扩创引流排脓，使脓毒外泄，邪有出路。患者背部脓肿，伴全身发热，脓出不畅，久患消渴，正气亏耗，内治法上，除清热解毒外，更应透托排脓、益胃生津，攻补兼施，方可奏效。

（医案整理：黄学阳　邓谊针）

第二节　王树声医案

一、补肾行气，活血祛瘀治疗慢性前列腺炎

（一）临床资料

一般资料：邱××，男，21岁。

主诉：右侧睾丸隐痛1月余。

中医诊断：精浊病。

西医诊断：慢性前列腺炎。

（二）证治经过

首诊： 2016年12月11日。

「临证四诊」患者3个月前无明显诱因出现尿频尿急，夜间尿道麻木，夜尿1次/天，数周后开始出现双侧侧睾丸隐痛，严重时可牵涉下腹部及会阴，久坐尤甚；若憋尿较久则可出现耻骨联合部胀痛，严重影响日常工作与生活，曾至外院门诊就诊，予前列舒通胶囊及抗生素（具体不详）治疗，症状缓解不明显，且逐渐出现尿等待、尿线变细及排尿欠通畅。平素腰膝酸软，双膝怕冷。纳眠不佳，小便黄，大便溏，无口干口苦，无发热及异常汗出，舌淡胖，有瘀点，苔薄黄，脉沉细。查体：双侧睾丸大小正常，无压痛，前列腺大小正常，少许压痛。辅助检查：前列腺液常规示白细胞（＋＋），卵磷脂小体（＋＋）。

「理法方药」年轻患者患慢性前列腺炎，多为纵欲过度，久则肾精亏虚，平素腰膝酸软，双膝怕冷，脉沉细乃肾虚表现；因虚致病是本病的重要病机，湿热之邪乘虚侵袭，导致尿频尿急，小便黄，苔薄黄，为湿热症；久病湿热之邪聚而化瘀，加上患者久治不愈，情志抑郁，郁而不畅，气滞血瘀加重，逐渐出现睾丸、下腹部及会阴等处的胀痛及排尿欠通畅。治疗应以补肾益精，行气化瘀止痛为法，口服方药如下：

牛膝20g	杜仲15g	桑寄生15g	丹参10g
王不留行10g	木香10g（后下）	川楝子10g	地龙10g
荔枝核10g	关黄柏10g	蒲公英15g	赤芍10g
陈皮5g			

水煎内服，每天1剂，返煮，分两次服用，连服14天。

「方义药解」方中以牛膝为君，牛膝既补肾精，又可引药下行，兼具利尿通淋之功，配合杜仲、桑寄生更添补肾之效；王不留行、地龙行气通络；蒲公英、关黄柏清热燥湿，且除下焦之湿热，桑寄生配合牛膝可用于双膝疲软无力；木香辛温香散，能升能降，通理三焦之气，佐以川楝子及荔枝核共奏行气止痛之力；赤芍以活血散瘀见长，配合丹参增强活血化瘀止痛之功；在苦寒清热之药中加上陈皮，既可用于湿阻中焦之便溏，也可减苦寒清热药物的伤脾之弊。

二诊： 2016年12月25日。

「**临证四诊**」服前方后，腰膝酸软已明显缓解，睾丸偶有隐痛，较前好转，久坐后仍会有下腹部坠胀疼痛，无夜尿，晨起因夜间憋尿，耻骨部仍有少许胀痛，且晨尿仍有排尿不畅，其余时间无明显排尿欠畅，尿频尿急等不适症状消失。纳眠可，无口干口苦，大便溏，舌淡胖，苔薄黄，脉弦。

「**理法方药**」服药后患者症状已经明显缓解，但久用抗生素等苦寒之品，脾胃寒湿并未彻底祛除，故患者大便溏症状未见明显好转；睾丸隐痛及下腹坠胀痛等症状，提示患者仍有气滞不畅；治疗上当以行气止痛为主，同时继续加强燥湿健脾。方药如下：

牛膝15g	桑寄生15g	槟榔10g	王不留行10g
延胡索15g	川楝子10g	琥珀末1.5g	木香10g（后下）
荔枝核10g	陈皮5g	藿香10g	苍术10g
关黄柏10g			

水煎内服，每天1剂，返煮，分两次服用，连服7天。

「**方义药解**」患者因工作需要，需长期久坐，同时因疾病困扰，虽已有缓解，但仍未痊愈，情志不畅，肝郁气滞，脉络不通，不通则痛。中医辨证考虑患者仍属湿热阻于下焦，肝经郁滞；在上方行气药的基础上添加延胡索加强行气止痛之效，同时加入槟榔行破气行气之功。加苍术与陈皮、藿香配伍应用，以治寒湿阻脾。《本草衍义补遗》记载："琥珀属阳，今古方用为利小便，以燥脾土有功，脾能运化，肺气下降，故小便可通。"

三诊： 2017年1月3日。

「**临证四诊**」睾丸隐痛基本缓解，下腹坠胀疼痛消失，无尿频尿急。

大便正常，小便自利、尿色稍黄；前列腺液常规未见明显异常。舌淡胖，苔白，脉弦。

「理法方药」患者睾丸仍有少许疼痛，故取白芍、甘草以缓急止痛，同时以乌药顺气通瘀。加薏苡仁与牛膝相配，取四妙丸清热利湿之意。白芍、甘草合用酸甘敛阴，与荔枝核、木香、乌药等配伍，疏肝行气同时敛肝不伤阴。

牛膝15g	荔枝核10g	木香10g	乌药10g
王不留行10g	柴胡10g	川楝子10g	炒薏苡仁10g
白芍10g	陈皮5g	藿香10g	苍术10g
甘草10g			

水煎内服，每天1剂，返煮，分2次服用，连服7天。

患者服药后，电话随访诉已无明显不适，3个月内间断随访均未复发。

（三）辨治思路

慢性前列腺炎属于中医学"精浊病""白浊"等范畴，本病主要表现为排尿障碍、尿道白色分泌物、性功能紊乱和慢性盆腔疼痛，且常合并精神心理症状，临床表现多样。本病病位属肾，多以肾虚湿热为主。正如《素问·评热病论》所说："邪之所凑，其气必虚"，当肾气亏虚时，无力抵御外邪，湿热之邪乘虚而入。故治疗上多用牛膝、熟地黄、续断等以补益肾精。同时中医认为前列腺属于中医学中阴器的一部分，肝经环绕阴器，可见肝与前列腺的关系之密切。《素问·太阴阳明论》："伤于湿者，下先受之"，湿热之邪常可循肝经下注前列腺，而同时湿热之邪易于瘀阻，积聚难散，故病程反复，缠绵难愈。而疾病的长期困扰，可使患者情志不畅，肝郁气滞，气滞则血行不畅，加重瘀血阻滞前列腺，导致加重病情。最终的结果往往是气滞血瘀贯穿整个病程，治疗上可以木香、荔枝核、川楝子、丹参、白芍等以行气通络止痛，活血化瘀。若有必要，可予柴胡、郁金等疏肝解郁，改善患者情志方面的问题，以达到更佳的治疗效果。

（医案整理：王树声　黄奕宇）

二、清补结合，分期止淋治疗慢性泌尿道感染

（一）临床资料

一般资料：刘××，女，73岁。

主诉：反复尿频尿急，尿道灼热感9月余。

中医诊断：淋证（肾虚湿热）。

西医诊断：泌尿道感染。

（二）证治经过

首诊： 2017年5月9日。

「临证四诊」患者反复尿频尿急9月余，每次尿量不多，尿道口灼热感，夜间明显，严重时心烦气躁，不能入睡。腰酸，神疲乏力，易烦躁，夜尿5～6次/天，口干口苦，在外院经抗生素（具体不详）及中医药治疗后，症状稍有缓解，但停药后复发。舌质红，舌苔黄，脉弦。体查：外阴发育正常，尿道口未见明显异常，少许分泌物。

辅助检查：2017年4月18日外院泌尿系彩超示双肾及输尿管未见明显异常。2017年5月9日在广东省中医院查尿常规示：尿白细胞 2+，尿白细胞计数39.6/μL。

「理法方药」泌尿道感染属中医学"淋证"的范畴，病因复杂，一般情况下淋证初起多为实证，湿热是常见的致病因素。《金匮要略》将其病机责之"热在下焦"。但该患者年过七旬，肾气已虚，加之病情迁延不愈，病程较长，湿热之邪郁久，耗伤肾阴，病及肾本，呈现为虚实夹杂之证，呈现慢性泌尿系感染表现。肾阴虚则腰酸，乏力，舌红苔黄；肾阴亏虚无法涵养肝肾阳火，虚火上炎则导致口干、心烦、失眠。肾虚膀胱气化无力，则见尿频尿急，夜尿增多；湿热之邪蕴结下焦，表现为尿道灼热。治疗上当补肾为主佐以清利湿热，方选知柏地黄丸加减，拟方如下：

知母10g	关黄柏10g	生地黄15g	山药20g
泽泻20g	茯苓10g	牛膝15g	益智仁10g

滑石30g　　　　车前草10g　　　柴胡5g　　　　　女贞子10g

水煎内服，每天1剂，返煮，分两次服用，连服14天。

「**方义药解**」知柏地黄丸源于清代《医宗金鉴》，方由六味地黄丸加上知母、关黄柏二味组成，具有滋阴降火的作用，主治肾阴不足、阴虚火旺所致的腰膝酸软、劳热虚烦等，在此可补久病耗伤之肾阴。同时关黄柏擅除下焦之湿热，配合车前草、牛膝、滑石用于清利下焦湿热，利尿通淋；再佐女贞子加强补腰膝，壮筋骨，强肾阴之功。

二诊：2017年5月23日。

「**临证四诊**」患者精神好转，睡眠改善，尿频尿急及腰酸症状均有缓解，仍有尿道灼热感，偶见心烦气躁，夜尿次数较前减少1次，4~5次/天；口干较前缓解，口苦，舌质红但较前淡，舌苔微黄，脉弦。2017年5月22日外院查尿常规示：尿白细胞（＋－）。

「**理法方药**」目前最为困扰的症状是尿道灼热感，严重时可致患者坐卧不安，饮食无味，为心火亢盛之象，故而在原方基础上加琥珀末、灯心草，取其清心泻火，主治小便涩痛，利小便之功，以缓解尿道灼热感；同时加入甘草缓急止痛，拟方如下：

知母10g　　　　关黄柏10g　　　生地黄15g　　　山药20g

泽泻20g　　　　茯苓10g　　　　牛膝15g　　　　益智仁10g

滑石30g　　　　车前草10g　　　柴胡5g　　　　　女贞子10g

灯心草1g　　　　琥珀末1.5g　　　甘草5g

水煎内服，每天1剂，返煮，分两次服用，连服14天。

「**方义药解**」《本草衍义补遗》记载："琥珀属阳，今古方用为利小便，以燥脾土有功，脾能运化，肺气下降，故小便可通。"《医学启源》认为灯心草："通阴窍涩，利小水，除水肿涩闭，五淋。"其性味甘淡，可利水通淋，用于小便涩痛。现代医学认为，甘草具有抗炎、解痉止痛、镇静、松弛平滑肌等作用。故在前方基础上增加以上三味，以达到缓解患者尿道灼热的目的。

三诊： 2017年6月13日。

「临证四诊」腰酸明显减轻，精神改善，自觉全身气力较前提升，尿道灼热感较前缓解，仍有尿频尿急，偶发烦躁，胃纳可，睡眠较前好转，口苦，夜尿4～5次/天。舌质淡，舌苔白腻，脉弦。

「理法方药」患者经过前两次的治疗，逐渐改善肾亏，全身状态已经明显好转，但下焦湿热之邪积郁日久，仍郁结膀胱，导致膀胱气化失司，水道不利，故仍可见膀胱刺激症状，如尿频尿急，尿道灼热等。肝胆实热上扰，则见口苦，烦躁。治疗可以清肝利湿，补肾益气为法，攻补结合，肝肾同调，方选龙胆泻肝汤合六味地黄丸加减，拟方如下：

龙胆草10g	栀子10g	生地黄10g	车前子10g
当归10g	茯苓10g	泽泻20g	山药15g
黄芩10g	炙甘草10g	通草10g	

水煎内服，每天1剂，返煮，分两次服用，连服14天。

「方义药解」龙胆泻肝汤见于《医方集解》，可泻肝胆实火，清下焦湿热。方中龙胆草乃大苦大寒之品，上可泻肝胆实热，下可清下焦湿热，为君药；栀子、黄芩同为苦寒之品，具有泻火之效，配伍龙胆草加强清热泻火之功，是为臣药；车前子、通草为清热利湿之品，可使下焦湿热自下窍走出；该方苦寒燥湿，易耗伤肝肾阴血，加之患者肾本刚复，极易耗伤，遂加入生地黄、泽泻取其六味地黄丸滋阴补肾之功；当归滋阴养血，与生地黄相配滋补肝肾阴血，以期泻中有补，利中有滋。炙甘草调和诸药，全方共奏泻肝胆实热，清下焦湿热之功，而又不伤肾本。

四诊： 2017年7月4日。

「临证四诊」尿道灼热感消失，尚有少许尿频，无尿痛，夜尿已减少至1次/天，纳眠可，少许口干，无口苦，大便调，舌质淡红，舌苔微黄，脉弦细。

2017年7月3日外院查尿常规示：未见明显异常。

「理法方药」患者病程较长，虽经治疗后肾气得补，湿热得清，但是湿热余邪尚存，膀胱气化功能尚未完全恢复，故小便仍有频数及夜尿；气不化津，津液不得输布，故少许口干；前人常谓："治湿不利小便，非其治也"，遂选五苓散加减以清热利水渗湿。

泽泻20g	猪苓10g	白术10g	肉桂1.5g（焗服）
牛膝10g	茯苓10g	炙甘草5g	黄芩10g
陈皮5g	川萆薢10g		

水煎内服，每天1剂，返煮，分两次服用，连服14天。

嘱予六味地黄丸配合口服，每天2~3次。

「**方义药解**」方中泽泻为君，直达肾与膀胱，利水渗湿清热；茯苓、猪苓性味甘淡，淡渗利湿，加强泽泻利水之功；白术健脾燥湿；川萆薢利湿泄浊；牛膝滋补肝肾，活血利水而不伤阴；肉桂性温，少火以助膀胱之气化功能。诸药合用，共奏通利膀胱，化气除湿之功。

（三）辨治思路

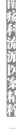

淋证为临床上的常见病、多发病，多见于西医的泌尿道感染、膀胱炎、肾盂肾炎、前列腺疾病及泌尿系结石等。症以尿频、尿急、尿痛为主，病情迁延日久，可出现腰膝酸软、神疲乏力等，且该病病因复杂，可因外感湿热，饮食不洁，年老久病，情志所伤等导致。其病位在膀胱，与肾密切相关。《诸病源候论》曰："诸淋者，由肾虚而膀胱热故也。"究其病机，初期一般为湿热蕴结下焦，肾与膀胱气化失职，水道不利，治疗上一般使用八正散、龙胆泻肝汤等清热利湿通淋。若病程日久，湿热蕴积，阻碍膀胱气化，湿热郁久难以速除，气化不利可致新邪又生，淋证迁延难愈，久必伤肾，导致虚实夹杂。治疗上需要攻补结合，滋肾补肾及清热利湿并重，方选知柏地黄丸、滋肾通关丸等；同时，肾气为人的元气之本，先天禀赋不足或是年老久病者本为肾虚之体，正气不足，卫外不固，又易感湿热之邪导致发病，二者可互为因果。

本例患者为老年女性，年过七旬，女子七七，天癸竭，肾气衰，其先天之本已虚。就诊前曾应用抗生素及大苦大寒清利之品，损伤肾气，使得已虚之本更为虚衰，病情迁延不愈。中医认为："正气存内，邪不可干""邪之所凑，其气必虚"，故治疗初期，应补益肾气，固本扶正为先，适当使用祛邪之品，遂选方知柏地黄丸滋阴补肾为主，少佐清热利湿之品。待患者肾气充，免疫力增强，为后面之攻邪打基础。中期，正气得复后，适当加大清热利湿的力度，选方龙胆泻肝汤佐以滋补肝肾之品，大苦大寒清热利湿同时又不伤及肾本。后期，患者正气已复，湿热渐去，仅留有少许余邪，遂用五苓散加减甘淡渗湿；患者用后症状渐除，复诊时已接近痊愈，门诊予其六味地黄丸继续巩固。

（医案整理：王树声　黄奕宇）

三、健脾补肾，阴阳并调治疗小儿遗尿

（一）临床资料

一般资料：曾××，女，15岁。

主诉：反复遗尿十余年。

中医诊断：遗尿病。

西医诊断：遗尿。

（二）证治经过

首诊： 2017年1月10日。

「临证四诊」患者自诉6岁后，仍有夜间熟睡时不自主排尿，食用寒凉食物或受凉诱发，至今严重影响生活学习。近一周内出现遗尿5次。就诊时，患者面色淡白，精神不佳，无尿频尿急尿痛，尿色清，平素畏寒怕冷，胃口一般，睡眠可，但难以唤醒，大便溏，无口干口苦，无发热以及异常汗出。舌质淡胖，舌苔白，脉弦细。体格检查未见明显异常，既往未行颅脑MR（磁共振）等检查，家属诉家族部分成员年少时也有类似情况。

「理法方药」小儿遗尿多为先天禀赋不足，素体虚弱，肾气不足，下元虚寒，继而闭藏失职，膀胱气化功能失调，从而导致遗尿；该患者面色淡白，胃口不佳，大便溏，精神不振等均属脾虚运化失健之象；综合辨

证，考虑脾肾双亏，选方可用缩泉丸温肾缩尿止遗，佐以健脾利湿之品，拟方如下：

益智仁20g	山药20g	乌药15g	黄芪15g
杜仲15g	茯苓10g	芡实15g	陈皮5g
川萆薢15g			

水煎内服，每天1剂，返煮，分两次服用，连服7天。

「方义药解」缩泉丸出自宋代《妇人良方》，由乌药、益智仁、山药组成，具有温肾祛寒，缩尿止遗的功效，常用于治疗下元虚寒，小便频数，小儿遗尿等病症。方中以益智仁温补肾阳，收敛精气，为君药；乌药为臣，温肾散寒；山药甘平无毒，《本草纲目》认为其能益肾气、健脾胃，为佐。三药合用，共奏温肾缩尿之功。本例患者症属脾肾两虚，故选用茯苓、陈皮健脾胜湿；芡实干涩性平，益肾固精，补脾除湿；另外川萆薢清热利湿，与益智仁、乌药配伍，组成萆薢分清饮，可加强温肾利湿之功。

二诊：2017年1月17日。

「临证四诊」服前方后，遗尿较前缓解，近1周遗尿次数减少至3次，纳眠可，精神好，无口干口苦，大便溏，舌淡胖，苔薄白，脉弦细。

辅助检查：2017年1月16日在广东省中医院行性激素、垂体MR检查均未见明显异常。

「理法方药」患者素体虚弱，脾肾不足难以短期改善，故遗尿仍未完全消失，脾胃寒湿也并未彻底祛除，仍可见大便溏；治疗上予缩泉丸温肾缩尿，同时加强燥湿健脾。方药如下：

益智仁20g	山药20g	乌药15g	黄芪15g
龙骨30g	茯苓10g	芡实15g	陈皮5g
川萆薢15g	肉桂1g（焗服）		

水煎内服，每天1剂，返煮，分两次服用，连服14天。

「方义药解」龙骨甘涩性平，可入肾经、大肠经。功主敛汗固精，止血涩肠，《名医别录》记载："疗心腹烦满，四肢痿枯，汗出，夜卧自惊，恚怒，伏气在心下，不得息，肠痈内疽阴蚀，止汗，缩小便，溺血，养精神，定魂魄，安五脏。""白龙骨疗梦寐泄精，小便泄精。"方中加入龙骨可加强固精缩尿之功的同时还可涩肠止泻，改善大便溏的情况。另外，王树声认为肉桂乃大热之品，归脾、肾经，其补火助阳、散寒之功极其显著，此方加入后可温补肾阳，解决患儿虚寒遗尿问题的同时与山药、益智仁同用，以治疗脾虚所致的大便溏。

三诊：2017年2月14日。

「临证四诊」二诊过后至今未再出现遗尿。纳眠正常，较前质量提高，畏寒怕冷减轻，大便调，小便清长；舌淡红，苔白，脉细。

「理法方药」患者此时遗尿、便溏均有改善，但脾肾亏虚日久，仍需巩固治疗，故而在上方基础上加入白术健脾益气，五味子滋肾涩精，《名医别录》云："养五脏，除热，生阴中肌者。"五味子养阴滋肾，兼补五脏。既补肾精，又可顾及其他脏器，还可防止温阳太过而至燥热。

益智仁20g	山药20g	乌药15g	黄芪15g
龙骨30g	茯苓10g	芡实15g	陈皮5g
白术15g	五味子10g	肉桂1g（焗服）	

水煎内服，每天1剂，返煮，分两次服用，连服14天。

（三）辨治思路

遗尿是指5岁以上的患者不能自主控制排尿，经常熟睡中出现小便自遗，醒后方觉的一种病症。《诸病源候论·小便病诸候·尿床候》说："夫人有于睡眠不觉尿出者，是其禀质阴气偏盛，阳气偏虚者，则膀胱肾气俱冷。不能温制于水，则小便多，或不禁而遗尿。"历代医家大多认为小儿遗尿乃虚寒所致，常需用温补之法。

王树声认为，肾为先天之本，与膀胱相表里，职司二便，而膀胱为州都之官，主藏溺，膀胱的气化功能影响着小便的贮藏和排泄，肾的气化功能对于膀胱气化功能的正常发挥有着极其重要的作用，正如《幼幼集成·小便不利证治》所说："睡中自出者，谓之尿床，此皆肾与膀胱虚寒也。"肾气不固，下元虚寒，膀胱气化失调而导致遗尿，治疗上当以温肾固摄为主。但遗尿患者多为少儿，少儿犯病多为"食"错，多伴有脾虚失运之症。本案患者大便溏、苔白，均为脾虚之症，临床辨证用健脾祛湿也十分重要，往往需要脾肾双补。

当然，遗尿也并非皆为虚症，《证治汇补·遗溺》："遗尿又有挟热者，因膀胱火邪妄动，水不得宁，故不禁而频来。"肝经湿热、湿热下注膀胱也可出现遗尿。肝之经脉循阴器，若湿热之邪蕴积肝经，导致肝失疏泄，邪气移热至膀胱，膀胱开合失司也可导致遗尿。因此，王树声认为，虽然临床所见的小儿遗尿以虚寒者居多，但是辨证过程仍需先辨其虚实寒热，虚证多为脾肾不足，膀胱虚寒；实证多为肝经湿热。治疗上，虚证当以温补肾阳，固摄止遗为主，方用缩泉丸、菟丝子丸等，兼有脾虚运化失健，可临证加减健脾燥湿之品，补益先天之本的同时稳固后天之本。同时，温肾日久，需要酌情加少许滋补肾阴之品，如五味子，阴阳同调，方可使得脏腑功能恢复正常。实证遗尿一般选用龙胆泻肝汤等，以清热利湿，若是发病较久，已耗伤阴液，导致肝肾亏虚者，可加用六味地黄丸加减以滋阴降火，滋补肝肾阴津。

（医案整理：王树声 黄奕宇）

四、肾癌术后，从肝论治

（一）临床资料

一般资料：钟××，男，82岁。

主诉：肾恶性肿瘤切除术后15天。

中医诊断：癥瘕。

西医诊断：肾恶性肿瘤（乳头状肾细胞癌）。

（二）证治经过

首诊： 2017年7月25日。

「临证四诊」患者于2017年7月10日在广东省中医院行肾恶性肿瘤切除术（右侧），出院后门诊第一次复诊，症见精神疲倦，面色萎黄，眠差，易烦躁，夜间偶有发热，腹胀，纳差，术口少许疼痛，术口灼热，舌质淡，舌苔白腻，脉弦细。

「理法方药」肾恶性肿瘤切除术是腹部外科常见的手术之一，虽然可以彻底去除局部病灶，达到中医祛邪的目的，但同时手术是把双刃剑，也会损伤部分正常的机体组织，从而引起机体的应激反应，蔡炳勤称之为"术后应激证"，而肝作为"将军之官"，必将当先发挥防卫作用。而若应激过度，则会导致肝亢，相火扰乱心火，致心烦不得眠；木旺乘土，加之麻醉刺激，致脾虚运化无力，故出现脘腹胀闷、纳差、舌淡苔白腻。治疗当以疏肝健脾益气为主，可用四逆散合参苓白术散加减，拟方如下：

柴胡15g	白芍10g	甘草10g	党参15g
白扁豆15g	茯苓15g	山药15g	桔梗5g
白术15g	薏苡仁10g	五味子5g	砂仁5g（后下）

水煎内服，每天1剂，返煮，分两次服用，连服7天。

「方义药解」四逆散疏肝理脾，为调和肝脾之经典方剂，方中柴胡为君，入肝胆经，解郁行气，调畅气机；白芍和营柔肝，与柴胡合用补养肝阴，可减柴胡升散耗伤阴血之弊；甘草调和诸药，缓急和中，与白芍一缓一柔，调和肝脾。肝脾调和则脾之运化得以恢复，心烦、纳眠差及腹胀自除。佐以参苓白术散健脾益肺气，促进脾胃运化的恢复；叶天士《本草经解》认为："（五味子）味酸无毒，得地东方之木味，入足厥阴肝经……五味益胆气而滋肝血……阴者宗筋也，肝主筋，味酸益肝。"故方中加入五味子以补益手术耗伤之肝阴，同时也配合白芍以减柴胡耗伤阴血之弊。

二诊：2017年8月1日。

「临证四诊」服前方后，患者精神、睡眠较前明显改善，夜间潮热及心烦症状已消失，但面色萎黄，腹胀好转，胃纳一般，术口周围少许灼热紧绷感。大便溏，舌苔白腻较前好转，但稍厚，脉细缓。

「理法方药」从患者症状来看，服药后手术应激反应已经较前缓解，身体功能渐康复，但肝亢乘脾外加手术损伤，仍脾胃虚弱，运化失司，不能正常运化水湿、输布精微，导致痰湿内阻，故仍面色萎黄，腹部偶有胀闷，大便溏。术口局部气机阻滞，不通则痛。治以健脾化湿，行气止痛为法，方拟香砂六君子汤加减：

党参15g　　　茯苓15g　　　白术10g　　　黄芪15g

木香10g（后下）　　　　砂仁10g（后下）

白芍10g　　　陈皮5g　　　五味子5g　　　甘草5g

法半夏10g

水煎内服，每天1剂，返煮，分两次服用，连服14天。

「方义药解」《金匮要略》："夫治未病者，见肝之病，知肝传脾，当先实脾，四季脾旺不受邪。"王树声认为，患者肝亢刚刚得降，脾气正虚，故当先健脾。香砂六君子汤出自《古今名医方论》，具有健脾和胃，理气止痛之效，主治脾胃气虚，寒湿阻滞中焦，表现为纳呆、腹胀、脘腹胀闷等。方中君药党参补脾益气；白术健脾燥湿，扶助运化；陈皮、茯苓健脾燥湿；木香行气止痛，可缓解患者术口疼痛；法半夏燥湿化痰；砂仁健脾化湿；甘草调和诸药。共奏补气健脾之功。同时，酌情加入白芍与甘草相配，合为芍药甘草汤，缓急止痛，缓解患者术口疼痛灼热感。

三诊：2017年10月10日。

「临证四诊」二诊过后至今未出现脘腹胀闷等症状。纳眠均较前得到相应的改善，大便正常，术口疼痛灼热感消失，但仍有少许紧绷，少许腰酸。面色较前红润，精神佳。舌淡红，苔白，脉沉细。

「理法方药」患者经过前两次的治疗，全身状态已经恢复良好，脾为后天之本，肾为先天之本，而脾胃受损可以牵连及肾，加之患者肾肿瘤病久，先虽通过手术祛除，但病久伤肾在所难免，腰为肾府，肾虚不足则见腰酸。故治疗上可以四君子汤合六味地黄丸加减以健脾补肾。

党参15g　　　茯苓10g　　　白术10g　　　甘草10g

生地黄10g　　山萸肉10g　　泽泻20g　　　山药15g

水煎内服，每天1剂，返煮，分两次服用，连服14天。

（三）辨治思路

肾癌是成人肾脏常见的恶性肿瘤，根治性手术切除术是目前最常用、最有效的治疗方法。但手术本来就是一把双刃剑，既可以切除坏死病变组织，也可以对正常组织产生相应的损伤，这将会是对机体的一个打击。而机体在受到手术刺激后可出现一定的应激状态，该状态出现的一系列症状，蔡炳勤总结为围手术期术后应激证。王树声作为蔡炳勤的学生，也深刻体会到该辩证观的重要性。术后机体创伤，肝脏作为将军之官，首当其冲，起着最主要的防卫和适应作用。但若应激过度，亢则为邪，即可导致肝脏的疏泄功能失调，从而产生相应的病理状态。肝木亢盛，相火可上扰心火，故患者常出现睡眠差，心烦气躁等症状；肝木过亢，则可乘脾，子病及母，脾胃受制运化失职，则会出现神疲乏力、食少纳呆、脘腹胀闷等；肝失疏泄，机体气机失畅，郁而不通，不通则痛，出现相应的痛症。四逆散出自《伤寒论》，虽方仅由柴胡、枳实、芍药及甘草四味组成，但组方精妙，四味相伍，使邪去郁开，气血调畅。其中柴胡解郁行气，和畅气机；枳实行气散结，二者一升一降，运转枢机；芍药酸甘敛阴，和营柔肝；甘草缓急和中，二者一柔一缓，调和肝脾，同时可缓急止痛。全方共奏疏理气机，调和营卫之功，对于术后应激证疗效卓然。同时，王树声认为，由于肝亢乘脾以及手术损伤，术后患者常兼有脾胃虚弱的症状，脾虚病久又可伤及肾脏，因此治疗上疏肝柔肝的同时也需要顾护脾胃，加强健脾益气，脾气旺则肝木无法乘脾，以防肝气郁结导致肝脾不调，同时又可防止先天之本受损，阻碍病情的恢复。临床上可根据相应的情况临证选方，其中参苓白术散、四君子汤等疗效显著，值得推广。

（医案整理：王树声　黄奕宇）

第三节　何军明医案

一、重症急性胰腺炎

（一）临床资料

一般资料：黄××，女，69岁。

主诉：右上腹疼痛14小时。

中医诊断：腹痛（气虚湿阻）。

西医诊断：①重症急性胰腺炎；②急性呼吸窘迫综合征。

（二）证治经过

首诊：2018年1月26日。

「临证四诊」患者因"右上腹疼痛14小时"前来就诊，上腹绞痛，右上腹压痛、反跳痛（+），墨菲征（+），肝区扣痛，无腰背放射痛，身目黄染，未见肝掌、蜘蛛痣，肝脾肋下未及。呕吐胃内容物1次。曾至外院治疗，予抗生素治疗，症状无明显缓解，遂至广东省中医院就诊。CT检查示：①胆囊多发结石，胆囊炎，胆总管多发结石并胆管扩张；②胰腺肿胀，胰周脂肪间隙模糊，考虑胰腺炎。口干口苦，时有恶心欲呕。舌色淡，舌质润，舌苔薄黄，脉沉细。

「理法方药」急性胰腺炎，属中医结胸、腹痛范畴，本病的发生与肝、胆、脾、胃、肠等脏腑关系密切。本病病因或为情志不畅，肝失疏泄，肝气郁滞，日久化火化瘀；或为暴饮暴食，嗜酒过度，伤及脾胃，运化失职，湿热内结；或为寄生虫、结石阻于胆道，气机逆乱。患者素体脾虚，脾胃功能受损，运化失司，湿浊内生，湿热蕴结中焦，肝失疏泄，气机不利，不通则痛，加之气机阻滞日久则郁而化热，故见腹痛剧烈。恶心，口干，舌淡红，苔黄腻，脉细滑都是肝胆湿热之象。

中医外科以"以消为贵"为原则，消法包括外治和内消两个方面，外治之法常见为外敷药物与手术操作两个方面。现患者确诊为重症急性胰腺炎，入院治疗当以外治之法祛邪为先，手术为祛邪的重要手段，紧急送手术室行手术清创引流，以清热解毒、透毒外出。

二诊：2018年1月30日。

「临证四诊」术后第4天，患者腹痛较前缓解明显，仍有腹胀满感，身目黄染较前减轻，腹部膨隆，腹肌稍紧张，少许气促，大便可解，质烂，口干口苦，时有恶心欲呕，舌淡暗，苔黄腻，脉沉细。查腹部平片示小肠及结肠内积气。

「理法方药」患者腹胀腹痛较前缓解，手术清创引流后，腑实热结证较前有所缓解，内热仍存，治以消导法为上，内外结合，促进内热邪毒排出。方以大柴胡汤加减，方药如下：

柴胡10g	大黄10g	枳实15g	黄芩10g
法半夏10g	白芍15g	生姜10g	大枣10g
厚朴10g	生地黄15g		

水煎内服，每天1剂，返煮，分两次服用，连服7天。

另予大黄、熟附子、细辛水煎灌肠。

「方义药解」方中柴胡、生姜解表，法半夏、黄芩和里，腹胀满而痛，此为里急，加白芍以破之，枳实、大黄缓下阳明结热，佐以大枣缓和柴胡、大黄发表攻里之烈性，白芍调和肝脾，柔筋止痛，厚朴健脾祛湿，缓解大便软烂之症状，术后耗气伤血，加生地黄以益气滋阴。

三诊：2018年3月7日。

「临证四诊」患者少许腹胀痛，时有恶心欲呕，便软，偶见稀烂便，精神疲倦，少气懒言，纳一般，进食少许则有饱腹感，心烦，眠差。

「理法方药」患者毒邪已去，呈现气阴两虚，脾胃虚弱，清阳不升，浊气不降之象，以升清化浊之升阳益胃汤加减，拟方如下：

黄芪10g	北沙参15g	白术15g	茯苓15g
甘草5g	柴胡10g	枳实20g	姜竹茹10g
防风10g	泽泻15g	黄连5g	升麻5g
苦杏仁10g	陈皮10g	法半夏15g	羌活10g
独活10g			

水煎内服，每天1剂，返煮，分两次服用，连服7天。

「**方义药解**」升阳益胃汤出自李东垣《内外伤辨惑论》，适用于脾胃虚弱而湿邪不化，阳气不升之证。法半夏、白术燥湿；茯苓、泽泻渗湿而降浊；羌活、独活、防风、柴胡升举清阳之气，为风药，并能胜湿；少佐黄连以退阴火，疗湿热；陈皮平胃气；北沙参、黄芪、甘草益胃气。

四诊：2018年3月9日。

「**临证四诊**」腹痛腹胀较前减轻，胃纳较前改善，眠一般，稍气短，易疲倦，大便偏软可成形，舌色转淡红色，舌苔薄黄，舌苔增多，舌质较前润。

「**理法方药**」舌由暗转淡，舌苔由白转薄黄，说明一方面体内气逐渐得以补充，气行则血运，瘀血状态改善，故舌色由暗转明。另一方面，舌质较前润，苔较前增多，提示胃气呈现恢复之象，而苔薄黄，心烦，又提示有余热在内。治疗上仍以补气扶正为主，兼清余热。续服前方，随访1个月患者恢复良好。

（三）辨治思路

患者急性期以祛邪为先，首选手术处理。二诊时患者为术后状态，虽已行手术祛除大部分毒邪，然余毒未清，湿热内盛，症见患者腹部膨隆，上腹胀满疼痛，身无大热，心中痞硬，呕吐而下利，当属湿热结胸之证，当以大柴胡汤主之。三诊时，因机体经过急性反应期和进展期的治疗，进入恢复期，整个病程呈现邪虚正亦虚的状态，病机往往是"余邪未尽，寒热错综，虚实夹杂"，因脾土虚弱不能制湿，湿邪重，故感到体重节痛，四肢无力、心不思食，中焦不能布化水谷精微，口中无味，中运不健，传化失宜，二便不调，睡眠欠佳，以升阳益胃汤加减，此方既能燥湿化浊，又可升举清阳，补益胃气，补中有散，发中有收，使正气足、阳气生，自然身健病痊。正如《医宗金鉴·删补名医方论》所说："人参属补，不知君于枳、朴中，即为补中泻也。羌、防辈为散，不知佐于参、芪中，即为补中升也。近世之医，一见羌、防辈，即曰：发散不可轻用。亦不审佐于何药之中，皆因读书未明，不知造化别有妙理耳。"本病因病情复杂，外加手术干预，病势骤变，病程较长且虚实夹杂，必须分期辨治，方可奏效。

（医案整理：何军明　何宜斌　陈向文）

二、重症急性胆源性胰腺炎

（一）临床资料

一般资料：刁×，男，62岁。

主诉：上腹部持续性疼痛半天。

中医诊断：腹痛（邪阻膜原，湿热中阻）。

西医诊断：①重症急性胆源性胰腺炎；②胆囊结石伴急性胆囊炎（多发）；③肝囊肿（S7段）；④胸腔积液（双侧少量）；⑤肺不张（轻度）；⑥肾囊肿（左）。

（二）证治经过

首诊：2017年8月2日。

「临证四诊」因上腹部疼痛入院，诊断为重症急性胰腺炎。症见：上腹部疼痛，以剑突下为主，恶心欲呕，口干口苦，纳差，大便2天未解。舌暗红，苔根部黄腻厚如积粉，脉弦滑。

腹部CT检查示：①胰腺改变，符合急性胰腺炎，累及双侧肾周间隙、右侧结肠旁沟，腹腔少量积液；②胆囊小结石，胆囊炎；③肝S7段低密度，考虑小囊肿；④左肾囊肿；⑤双肺下叶炎症，双侧胸腔少量积液，邻近肺组织轻度受压不张。

「理法方药」蔡炳勤以"邪伏膜原"论治胰腺炎。本例患者因体内湿热邪毒炽盛，正邪交争，湿热毒邪"伏"于半表半里之"膜原"而为病。关于"膜原"的部位，《重订通俗伤寒论》言："膜者，横膈之膜；原者，空隙之处。外通肌腠，内近胃腑，即三焦之关键，为内外交界之地，实一身之半表半里也。"清代吴又可认为"其时邪在夹脊之前，肠胃之后"。丹波元简认为"盖膈幕之系，附着脊之第七椎，即是膜原也"。而胰腺的解剖位置正是位于腹膜外，胸膜与膈肌之间，与古之文献记载相同。

"邪伏膜原"，不通则痛，故患者见上腹部疼痛；"膜原"为"三焦之关键"，"膜原"受邪而脾亦为湿热所困，脾喜燥恶湿，湿热困脾而见恶心欲呕、纳差；湿热邪毒伤津耗液而口干口苦；湿热阻滞，腑气不通则大便不解；舌暗红，苔根部黄腻厚如积粉，脉弦滑均为邪阻膜原，湿热中阻之象。治疗以透达膜原为法，处方：柴胡达原饮。方药如下：

柴胡10g	草果10g	槟榔10g	厚朴10g
黄芩10g	青皮10g	桔梗10g	荷梗10g

每天1剂，水煎2次，分2次服用，共2剂。

「**方义药解**」方中以柴胡疏达膜原之气机，黄芩苦泄膜原之郁火，桔梗宣发，厚朴、草果入中焦燥湿除痰，青皮、槟榔降气达下通便，佐以荷梗宽中理气，诸药合用而开达三焦之气机，透膜原之邪外达肌腠。

二诊：2017年8月3日。

服药1天，腹胀腹痛减轻，大便解，舌苔较昨变薄，见图4-1、图4-2。

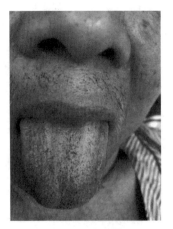

图4-1 2017年8月2日舌象

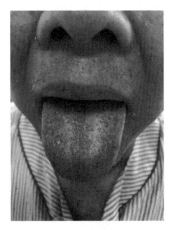

图4-2 2017年8月3日舌象

（三）辨治思路

重症急性胰腺炎患者较多见"苔厚如积粉"的临床征象，蔡炳勤往往抓住这个特征，借助中医膜原理论，选用柴胡达原饮透邪外出。柴胡达原饮出自《通俗伤寒论》，由吴又可《温疫论·卷上》的达原饮化裁而来。吴氏观察到当时流行温疫病的初起证候，既不同于一般外感表证，又无里证，而表现为憎寒壮热、脉不浮不沉而数等，为了说明此类证候的病变部位，提出了"内不在脏腑，外不在经络，舍于伏脊之内，去表不远，附近于胃，乃表里之分界，是为半表半里，即《内经·疟论》所谓'横连募原也'（《温疫论·卷上》）"。当其初起，邪气深伏，盘踞膜原，表里形证未见，汗下皆非所宜，惟与宣疏一法，化其伏邪方宜。达原饮以槟榔、厚朴、草果疏利宣泄，破结逐邪，直达其巢穴，使邪气溃败，远离膜原。更配黄芩清泄里热，甘草和中解毒。加知母滋阴，芍药和血，既助清热之力，又防辛燥伤津。诸药合用，共成达原溃邪之功。然达原饮以槟、朴、果为主，药多温燥而透邪不足，又有知、芍之滋腻，对于湿遏热伏以湿为主者，恐非所宜。后俞根初在此方基础上增柴、荷之透泄，去知、芍之阴柔，更添青、桔、枳之理气。"以柴、芩为君，以柴胡疏达膜原之气机，黄芩苦泄膜原之郁火也。臣以枳、桔开上，朴、果疏中，青、槟达下，以开达三焦之气机，使膜原之邪，从三焦而外达肌腠也。佐以荷梗透之，使以甘草和之。虽云达原，实为和解三焦之良方。较之吴氏原方，奏功尤捷。"

从该患者舌象苔的变化，可以看出柴胡达原饮对于化这种积粉苔有明显的效果。

（医案整理：何军明　何宜斌）

第四节 周毅平医案

一、和营解读法治疗脱疽

（一）临床资料

一般资料：蔡××，男，37岁。

主诉：右足蹰趾溃疡疼痛1个月。

中医诊断：脱疽（营阴亏虚、毒瘀互结）。

西医诊断：血栓闭塞性脉管炎（3期1级）。

（二）证治经过

首诊：2013年8月23日。

「临证四诊」患者1个月前不慎碰伤右足蹰趾，伤口反复不愈，后逐渐溃烂，疼痛难忍，夜间尤甚，不能入睡。患者诉发病以来，恶热，不恶寒，口干多饮，易汗出，腰膝酸软，夜间足趾疼痛难忍，胃纳可，小便黄，大便调。查体：痛苦面容，右足皮色瘀暗，蹰趾远端溃疡，大小约1cm×1.5cm，边界欠清，创面色暗，分泌物较多，足趾皮温冰冷，右腘动脉搏动可扪及，足背、胫后动脉搏动消失。舌红，少苔，脉细。

「理法方药」补血养营，清热托毒。方药如下：

紫河车30g	当归15g	熟地黄25g	白芍15g
忍冬藤30g	防风15g	白芷15g	角刺15g
炙甘草6g	牛膝15g		

水煎内服，每天1剂，分2次服用，共服7剂。

局部用止痛生肌膏外敷，每天1次。止痛生肌膏主要成分有硼砂、黄丹、珍珠层粉、氧化锌等。

「方义药解」四诊合参，本病属于中医"脱疽"范畴，虚实夹杂，证属"营阴亏虚、毒瘀互结"。患者耳鸣，腰膝酸软，口干多饮为阴液不足之症；舌红，少苔，脉细亦为营阴受损，营血不足之象；右足溃疡，边界欠清，创面色暗，为正气虚弱，不能透邪，毒瘀互结，脉络受阻所致。故宜养血和营，扶助正气，方能托毒外出，方用四物汤合透脓散（《医学心悟》）加减。

四物汤是中医补血、养血的经典方药，方用当归、川芎、芍药、熟地黄四味药组成。四物汤被后世医家称为"妇科第一方""血证立法""调理一切血证"及"妇女之圣药"等。其首见于晚唐蔺道人著的《仙授理伤续断秘方》，被用于外伤瘀血作痛——"凡伤重，肠内有瘀血者用此，白芍药、当归、熟地黄、川芎各等分，每服三钱，水一盏半"。蔺氏将《金匮要略》治疗妇人冲任虚损，阴血不能内守而致多种出血证的胶艾汤去阿胶、艾叶、甘草三味，将生地黄易为熟地黄、芍药定为白芍，保留原方之当归、川芎，并名之以"四物汤"，从而使养血止血、调经安胎之方变为治疗伤科血虚血滞证候之剂。四物汤以熟地黄、白芍阴柔补血之品（血中血药）与辛香的当归、川芎（血中气药）相配，动静结合，补血而不滞血，活血而不伤血。

透脓散为托毒溃脓之剂，治痈毒内已成脓，不穿破者，服之即破，为外科托法中的著名方剂。透脓散同样适用于邪陷正虚之疽病。

本例患者因本需标实，毒邪侵袭，恐川芎活血致毒邪扩散，故四物汤去川芎，增加紫河车养血之功，取《医学心悟》透脓散方中白芷、皂角刺托毒透邪，金银花改为忍冬藤增加清热解毒入络之用；辅以疏利泄降之牛膝，共奏养血托毒，活血通络之效。

止痛生肌膏主要由硼砂、黄丹、珍珠层粉、氧化锌等药物制成，具有消炎祛腐、收敛生肌的功效。药膏中的硼砂，主要含四硼酸钠，能清热解毒，消肿防腐。铅丹为四氧化三铅，别名丹、黄丹、红丹、樟丹、广丹等。本品最早收载于《神农本草经》，作为解毒止痒，敛疮生肌之品，并作为中医制造膏药的主要原料。现代研究认为铅丹能直接杀灭细菌、寄生虫，并有抑制黏膜分泌的作用。珍珠层粉无臭，味淡，具有消炎、收敛、生肌祛腐的作用，对皮肤溃疡经久不愈有特效。珍珠层粉碳酸钙含量高，对金黄色葡萄球菌等有较强的抑制作用，可以减轻和预防溃疡面的感染。

氧化锌具有抗菌作用，对皮肤疮面有一定的收敛、保护及干燥作用，可吸收组织渗出液，抑制细菌生长，为疮面的愈合提供适宜环境。

二诊：2013年8月30日。

「**临证四诊**」患者症状好转，恶热减轻，夜间可睡1~2小时，耳鸣、腰膝酸软较前减轻。舌红，少苔，脉缓。

「**理法方药**」效不更方。

「**方义药解**」本病以肝肾阴虚、毒瘀互结为主，治疗宜托补兼施，二诊时患者症状明显好转，守方同前。

三诊：2013年9月21日。

「**临证四诊**」患者精神明显好转，无恶热、口干多饮，汗出减少，右足踇趾溃疡已愈合，足趾皮温稍凉，皮色稍瘀暗，右腘动脉搏动可扪及，足背、胫后动脉搏动消失。舌淡红，苔薄，脉缓。

「**理法方药**」补血养营，活血通络。方药如下：

紫河车30g	当归15g	熟地黄25g	白芍15g
忍冬藤30g	川芎15g	炙甘草6g	桃仁30g
牛膝15g	红花15g		

水煎内服，每天1剂，分2次服用，共服7剂。

「**方义药解**」患者溃疡已愈合，毒邪已去。

（三）辨治思路

血栓闭塞性脉管炎早在《灵枢·痈疽》中就有记载，称"发于足趾，名脱痈，其状赤黑，死不治；不赤黑，不死。治之不衰，急斩之，不则死矣。"因其患肢易坏死而节节脱落，而名为"脱疽"。本病多发生于男性，女性少见。发病年龄多在25岁至40岁，且多发于下肢。临床上常将其分为缺血期、营养障碍期、坏死期三期。本病的基本病机是脏腑失调，寒邪侵袭，经络闭阻，气血运行受阻。正如清代医家陈士铎在《洞天奥旨》中所言："人身气血周流于上下，则毒气断不聚结一处。火毒聚于一处者，亦乘气血之亏也，脱疽之生，止四余之末，气血不能周到也，非虚而何？"由于内外诸多综合因素，侵袭机体，损伤脏腑气血，脏腑功能失调，气血运行受阻，经络闭塞而发为本病。

中医治疗脱疽的经典方剂四妙勇安汤以清热解毒、养阴和营为法，我们以此为基本立法，针对本病患者营血亏虚为本，选用四物汤去川芎，并使用透脓散用于阴疽之脱疽病，去黄芪以免为本病阴虚患者助热，伤阴动血，使毒邪留滞。止痛生肌膏是广州市中医院应用于慢性溃疡创面的具有40余年历史的药膏，对各种慢性难愈性溃疡具有良好效果。生肌膏为淡黄色油性膏，油性渗透强，使药效迅速发挥于创面，在局部创面可形成一层较薄的油膜，保护创面在一个符合生理需要的湿性环境内再生修复。并且可以清热、提脓祛腐拔毒，增加局部脓液的渗出。渗出的脓液有助于创面肉芽、表皮的生长。本病内治外治结合，扶正托毒，效如桴鼓。

（医案整理：周毅平）

二、健脾化湿法治疗臁疮

（一）临床资料

一般资料：陈××，男，81岁。

主诉：左足内踝溃疡疼痛3周。

中医诊断：臁疮（脾虚湿盛）。

西医诊断：下肢静脉功能不全（C6）。

（二）证治经过

首诊： 2013年6月14日。

「临证四诊」患者30余年前无明显诱因出现双下肢酸胀沉重，久站久行后加重，朝轻暮重，时未予治疗，病情进行性加重，出现双下肢静脉迂曲扩张，伴局部皮肤色素沉着。3周前患者不慎伤及左侧内踝，皮损经久不愈，发为溃疡，伴疼痛，溃疡面分泌物较多，色瘀暗。患者诉近日疲倦乏力，晨起时咽喉有痰堵感，微恶寒。纳眠差，大便溏，小便可。查体：

左足内踝溃疡大小为2cm×2cm，边界清，分泌物较多，周围色素沉着，边界清，局部可触及硬结。舌淡胖，苔薄白，脉濡。

「**理法方药**」中医外科需局部辨证与整体辨证相结合。患者年老久病，脏腑机能衰退，精神疲乏，乏力纳差，大便溏，咯痰，为脾气虚弱，脾失健运之征，脾虚不能运化水湿，水湿内停，脏腑气血运行受阻，证属脾虚湿盛；舌淡胖，苔薄白，脉濡均为气虚湿阻之象；局部溃疡疼痛，创面色瘀暗、分泌物较多，局部可触及硬结，为湿浊壅盛，气血运行受阻之象。除一般健脾祛湿外，还需注重活血托毒，故选方以六君子汤加减，健脾化痰、活血托毒。方药如下：

党参15g	苍术15g	茯苓25g	甘草6g
羌活15g	白芷15g	皂角刺15g	浮海石15g
陈皮5g	法半夏15g	当归10g	

水煎内服，每天1剂，分2次服用，共服7剂。

局部止痛生肌膏外敷，每天换药1次。

「**方义药解**」六君子汤出自《医学正传》，"若中气一虚，则不足以运痰而痰证见矣。是方也，人参、白术、茯苓、甘草，前之四君子也，所以补气；乃半夏则燥湿以制痰，陈皮则利气以行痰耳。"《太平惠民和剂局方》中记载，六君子汤功不仅主治脾胃虚弱，气逆痰滞，尚可用于外科的"外疡久溃……痔漏日久，脉数而涩，一切不足之证"。方中党参性甘补益脾胃之气，为君药；本病案易白术为苍术，增强燥湿健脾之效；茯苓甘淡，渗湿利尿，为佐药；甘草甘平，和中益气，为使药；加陈皮、法半夏以利气化痰；加浮海石促进排痰；以白芷、皂角刺排脓托毒止痛；加羌活祛风胜湿，当归活血止痛。

二诊：2013年6月21日。

「**临证四诊**」患者症状较前好转，无疼痛，溃疡面积缩小，疮口分泌物减少。乏力症状好转，喉咙无痰堵感。舌淡胖，苔白，脉细。

「**理法方药**」

党参15g	苍术15g	茯苓25g	甘草6g

羌活10g　　　白芷15g　　　皂角刺15g　　　浮海石15g

陈皮5g　　　法半夏10g　　　当归10g

水煎内服，每天1剂，分2次服用，共服7剂。

局部止痛生肌膏外敷。

「**方义药解**」本病以脾虚湿盛为主，治疗宜攻补兼施，二诊时患者症状好转，守方同前，减少羌活、法半夏用量，防过燥伤阴。

（三）辨治思路

臁疮相当于西医学的下肢静脉性溃疡，是发于小腿下1/3胫骨两旁、踝部皮肤和肌肉之间的慢性溃疡，臁疮因其疮口久不愈合，俗称为"老烂腿"，又称裤口毒、裙边疮。本病多继发于恶脉（下肢静脉曲张）和丹毒等病。其临床特点是多发于小腿中下1/3交界处前内外侧，溃疡发生前患部长期皮肤瘀斑、粗糙，溃烂后疮口经久不愈或虽已经收口，每易因局部损伤而复发。多因久立或负重远行，过度劳累，耗伤气血，中气下陷，以致下肢气血运行不畅，气血瘀滞于肌肤，肌肤失养，复因损伤（如蚊虫叮咬，湿疮，碰伤等），湿热之邪乘虚而入，发为疮疡，肌肤溃烂，经久不愈。体现了臁疮致病病程长、易反复的特点。中医学认为内外因均可致本病。内因多由脾肾亏虚，水湿失于运化，湿浊下注，凝滞小腿经脉，气血湿邪瘀结而发。外因多为久站久立，或长期负重，劳伤筋脉；或虫兽咬伤，碰磕撞伤，感染湿热邪毒；或初患本病，治疗不当，皮破肉腐，日久而发。中医治病讲究辨病与辨证相结合。本病案辨证为脾虚湿盛，故治以健脾祛湿为主，托毒生肌为辅，贯穿治疗始终。

（医案整理：周毅平）

第五节 王建春医案

一、分期辨证，妙治脱疽

（一）临床资料

一般资料：谭×，男，88岁。

主诉：反复右足远端疼痛、畏寒、溃疡渗出2月余。

中医诊断：脱疽。

中医辨证：气虚痰瘀阻络。

西医诊断：下肢动脉硬化闭塞症。

（二）证治经过

首诊： 2016年7月7日。

「临证四诊」患者2个月前于右足外侧鸡眼处予以鸡眼膏外敷，后反复溃疡渗出、疼痛，夜间尤重，畏寒、间有麻木，溃疡久不愈合，可见足姆趾趾甲脱落，少许渗液，无红热。外院行CTA（计算机体层血管成像）检查：下肢动脉硬化闭塞症。彩超：双侧颈动脉硬化并斑块形成，右锁骨下动脉斑块形成。胃纳可，小便调，大便秘结。舌暗红，苔黄微腻，脉滑。

「理法方药」本患者耄耋之年，脏腑机能衰退，元气虚弱，气血亏虚，运行失常，王清任指出"元气即虚，必不达血管，血管无气必停瘀"而致瘀血闭阻脉道。再者现代人民生活水平不断提高，饮食结构改变，嗜食膏粱厚味，损伤脾胃运化功能，脾失健运，水湿不化，反聚为痰，脾不升清，津不化气，反降为浊，痰浊流窜脉道，血行受阻，血滞成瘀，脉络不通，经脉失养，而发本病。本患者溃疡少许红热，苔黄微腻，脉滑，为合并湿热之象。基于此，本病的病机是气虚痰瘀阻络，治疗应益气化痰，祛瘀通络，并加以清热利湿。方药如下：

黄芪15g	五指毛桃30g	路路通10g	延胡索10g
水蛭5g	当归10g	川芎10g	牛膝10g

火麻仁20g　　　紫草15g　　　仙鹤草15g　　　土茯苓30g

炙甘草10g

水煎内服，每天1剂，分2次服用，共7剂。

配合广东省中医院生肌膏外用，川黄口服液内服。

「**方义药解**」本患者病机是气虚痰瘀阻络。其本为元气亏虚，行血功能减退，从而导致"痰""瘀"等病理产物产生，闭塞脉络，则形成动脉硬化闭塞症。治疗应大补元气，恢复其行血功能，同时化痰祛瘀通络，以恢复脉络之通畅。本病病程长，治疗时应辨兼症，兼顾治疗。本患者合并出现湿热之象，治疗上应佐以清热利湿解毒。方中黄芪大补元气行血；五指毛桃化痰通络；水蛭、当归活血祛瘀通络；延胡索、川芎理气活血止痛；路路通祛风胜湿，通络止痛；牛膝养血活血通络，引药下行；火麻仁润肠通便；紫草凉血活血、清热解毒；仙鹤草、土茯苓解毒除湿；炙甘草调和诸药。配合生肌膏外搽生肌、敛疮，川黄口服液益气养血，滋肝补肾，活血化瘀。

二诊：2016年7月14日。

「**临证四诊**」用药后疼痛稍缓解，创面渗液减少，口渴欲饮，大便次数多，小便调。舌暗红，苔薄黄，脉细。

「**理法方药**」服前方后，大便次数多，去火麻仁，口渴欲饮，加葛根生津止渴。方药如下：

黄芪15g　　　五指毛桃30g　　　路路通10g　　　延胡索10g

水蛭5g　　　当归10g　　　川芎10g　　　牛膝10g

葛根20g　　　紫草15g　　　仙鹤草15g　　　土茯苓30g

炙甘草10g

水煎内服，每天1剂，分2次服用，共7剂。

「**方义药解**」湿热之邪易耗伤津液，故见口渴欲饮，加葛根生津止渴。

三诊：2016年7月21日。

「**临证四诊**」用药后创面渗液减少，疼痛缓解，口干渴减轻，创面红热较前消退，舌暗红，苔薄白，脉细。

「理法方药」患者服上方后热象减轻，以痰瘀内阻为主，去紫草，加赤芍增强活血化瘀之功。拟方如下：

黄芪15g　　　五指毛桃30g　　路路通10g　　延胡索10g

水蛭5g　　　当归10g　　　　川芎10g　　　牛膝10g

葛根20g　　　赤芍20g　　　　仙鹤草15g　　土茯苓30g

炙甘草10g

水煎内服，每天1剂，分2次服用，共7剂。

配合氨酚曲马多片口服止痛。

四诊：2016年7月28日。

用药7剂后创面渗液减少，红热减轻，无明显口干渴，舌暗红，苔薄黄，脉细。原方治疗有效，予守方。再服7剂后患者疼痛缓解，右足踇趾趾甲处无渗液，外侧溃疡处仍少许渗出，续服原方。

五诊：2016年9月22日。

守原方用药后，患者外侧溃疡渗出减少，疼痛减轻，伤口缩小，可见肉芽组织生长良好，无红热，舌暗红，苔薄白，脉细。

「理法方药」患者伤口恢复可，已无红热，伤口有所缩小，去土茯苓减少清热利湿之力，加皂角刺托毒排脓，软坚化痰。方药如下：

黄芪15g　　　五指毛桃30g　　路路通10g　　延胡索10g

水蛭5g　　　当归10g　　　　川芎10g　　　牛膝10g

葛根20g　　　赤芍20g　　　　仙鹤草15g　　皂角刺15g

炙甘草10g

水煎内服，每天1剂，分2次服用，共7剂。

配合生肌膏外搽以生肌敛疮。

「方义药解」患者经治疗后湿热之邪已去，治疗上以益气化痰通络为主，辅以托毒生肌。皂角刺在临床中用于治疗痈疽肿毒，具有较好的治疗效果，脓未成者可消，脓已成者可使之速溃。

六诊：2016年10月13日。

患者渗出减少，伤口较前缩小，无红热，无压痛，舌暗红，苔薄白，

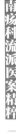

脉细。

「**理法方药**」加大黄芪用量以增强补益托疮生肌之功，加大牛膝用量以增强补益肝肾之功，加大葛根用量以生津滋阴，助阳化生。

黄芪30g	五指毛桃30g	路路通10g	延胡索10g
水蛭5g	当归10g	川芎10g	牛膝20g
葛根30g	赤芍20g	仙鹤草15g	皂角刺15g
炙甘草10g			

水煎内服，每天1剂，分2次服用，共21剂。

配合龙血竭口服活血化瘀止痛、生肌敛疮。

「**方义药解**」患者以气虚痰瘀阻络为主，溃疡进入愈合期，治疗上应补益正气与活血祛瘀相结合，加强托毒生肌之功。黄芪、皂角刺、龙血竭等多药配伍以益气活血、生肌敛疮。

七诊：2016年11月3日。

患者右足远端疼痛缓解，伤口较前收敛，无明显渗液，舌暗红，苔薄白，脉细。

「**理法方药**」患者伤口愈合情况好，可减收敛生肌之药，去仙鹤草、皂角刺，加山萸肉、夜交藤，增强补益肝肾强筋骨之功。

黄芪30g	五指毛桃30g	路路通10g	延胡索10g
水蛭5g	当归10g	川芎10g	牛膝20g
葛根30g	赤芍20g	山萸肉15g	夜交藤20g
炙甘草10g			

水煎内服，每天1剂，分2次服用，共14剂。

继续予龙血竭口服活血化瘀止痛、生肌敛疮。

「**方义药解**」患者溃疡愈合可，治疗以补虚为主，予山萸肉、夜交藤补益肝肾通络。用药14剂后，伤口已部分结痂，无明显渗液，疼痛缓解。

（三）辨治思路

动脉硬化闭塞症是动脉粥样硬化病变累及周围血管，并引起动脉闭塞的一种疾病，属于中医学"痹病""脱疽"范畴。其病理变化为动脉壁脂代谢紊乱，脂质浸润病并沉积于动脉壁，内膜形成粥样硬化斑块，中膜变性或钙化，血管腔内继发血栓形成，使动脉管腔狭窄甚或完全闭塞，血流供应不足，发生肌肉和神经营养障碍，表现为肢端发凉、疼痛、跛行，严重者可引起足趾溃疡和坏疽。该病多发于中老年人，患者多有高血脂、高血压、动脉斑块等病史。本例患者彩超提示颈动脉硬化并斑块及锁骨下动脉斑块形成。高龄，且久病体虚，脾肾不足，病情更为复杂。其根本病机在于元气亏虚，主要致病因素为"痰""瘀"，辨证多属"痰瘀证"。从中医角度看，动脉壁粥样硬化或钙化斑，可认为是"痰"；动脉管腔狭窄、腔内血栓形成、血液黏稠度增加、血流缓慢，相当于中医的"瘀"，故本病的基本病机是"痰瘀阻络"。

另外，中医外科讲究局部辨证与整体辨证相结合，患者高龄，脾肾不足，病情复杂，临床必须正确处理局部与全身，局部活血化瘀与机体补气养血之间的关系。本病病程长，治疗时应谨守病机，抓重点，辨兼症，以"急则治其标，缓则治其本"为原则。辨证时要注意三点：①急性发作期，以祛邪为主，如散寒、清热、化瘀等，及时制止病情发展。若坏疽合并感染急性期需慎用活血药，以免加重病情。②好转期，邪已去大半，此时辨证以"虚"和"瘀"为主，扶正祛瘀并重，促进侧支循环的建立。③缓解期，临床以阴虚多见，主要辨"痰"与"虚"。治疗应扶助正气，软坚化痰，并辅以肢体锻炼，改善运动功能，增强体质。本例患者病程长，治疗过程中需抓住重点，辨兼症以加减用药，最终溃疡得以愈合。

（医案整理：王建春　黄亚兰）

二、见效持方，久攻脱疽

（一）临床资料

一般资料：高×，男，58岁。

主诉：反复右下肢麻痹疼痛1年，足趾溃烂渗出3月余。

中医诊断：脱疽。

中医辨证：气虚痰湿瘀阻。

西医诊断：下肢动脉硬化闭塞症。

（二）证治经过

首诊： 2018年11月7日。

「**临证四诊**」患者1年来反复出现右下肢麻痹疼痛，3个月前开始出现跗趾远端溃烂渗出，反复发作，久不愈合，夜间痛重，行走不适，足背动脉搏动减弱，双足趾甲增厚，舌淡红，苔白厚，脉弦滑。

「**理法方药**」本患者年老，气血亏虚，气虚血行不畅，日久积滞成瘀；患者长期居住岭南之地，易受湿热之邪侵袭，湿性下趋，与瘀血互结于下肢，使脉络不通，经脉失养，而发下肢痹痛、跗趾溃烂。舌淡红，苔白厚，脉弦滑为气虚痰湿瘀阻之象，治以益气活血，利湿通络为法。方药如下：

黄芪15g	五指毛桃20g	当归5g	车前草15g
通草10g	土茯苓30g	泽泻10g	牛膝15g
延胡索10g	水蛭5g	赤芍15g	首乌藤30g
枸杞子15g	炙甘草10g		

水煎内服，每天1剂，分2次服用，共7剂。

外洗方，共7剂：

大黄30g	乌梅30g	五倍子30g	毛冬青30g
虎杖30g			

配合川黄口服液内服。

「**方义药解**」方中黄芪、五指毛桃益气；首乌藤、牛膝、当归养血活血通络，牛膝还可引药下达，直趋病所；水蛭、赤芍活血散瘀通络；车前草、通草、土茯苓、泽泻利水渗湿；延胡索活血行气止痛；枸杞子滋养肝肾；炙甘草调和诸药。诸药合用，标本兼治，以活血利湿治标，以益气养血治本。外洗方中，大黄、乌梅、五倍子、毛冬青、虎杖合用，清热解毒，活血化瘀通络。配合川黄口服液益气养血，滋肝补肾，活血化瘀。

二诊：2018年11月14日。

用药后疼痛稍缓解，创面渗液减少，舌淡红，苔白厚，脉弦滑。守方7剂。

三诊：2018年11月21日。

服药后疼痛缓解，已无明显渗出。之后每半月就诊1次，均守原方治疗，症状逐渐好转，疼痛减轻，渗出减少，2018年12月26日就诊时创面已无渗液，2019年1月9日创面出现鲜活肉芽组织，逐渐愈合。

（三）辨治思路

本病病程长，症状重，难以快速治愈，宜徐徐图之。本病患者多为老年人，以虚为本，故治疗应重视补益，又恐其虚不受补，故补益宜缓行；因气血运行不畅而致脉络瘀阻不痛，故宜活血化瘀通络；因湿性下趋，下肢疾病多有湿，故宜利湿。本例患者辨证属气虚痰湿瘀阻，以平和之药组方，益气活血，利湿通络，内外兼治，方药有效而守方不变，久攻见效，坚持服用3个月后而愈，正所谓"效不更方"之奇也。

（医案整理：王建春　黄亚兰）

第六节　白遵光医案

通腑活血治疗慢性盆腔疼痛综合征

（一）临床资料

一般资料：杨××，女，38岁。

主诉：反复下腹疼痛伴尿痛、排尿不适5月余。

中医诊断：劳淋-下焦蓄血证。

西医诊断：①慢性盆腔疼痛综合征；②慢性膀胱炎。

（二）证治经过

首诊：2016年9月29日。

「临证四诊」患者5个月前无明显诱因开始出现下腹部耻骨毛际区疼痛，刺痛为主，痛处不移，伴有尿痛，尿意频频，白天为主，无夜尿，无肉眼血尿，无砂砾排出，无发热恶寒，无腹痛腹泻等症状，多处求医，查尿常规可见少量白细胞，多次尿培养均未见细菌生长，接诊医生均诊断为膀胱炎，予以对症消炎、利尿通淋等处理后，症状未见明显改善，遂来广东省中医院就诊，就诊时见：患者神清，疲倦，下腹部耻骨毛际区刺痛，尿频尿痛，尿意频频，无夜尿，无肉眼血尿，无发热恶寒，无头晕头痛，无腹痛腹泻，少许口干口苦，胃纳可，眠差，大便正常，平素痛经，经行伴血块。舌淡红苔黄腻，舌底静脉迂曲，脉弦。

「理法方药」膀胱乃下焦清道，以通为利。《素问·疏五过论》云："离绝菀结，忧恐喜怒，五脏空虚，血气离守。"若情志长期抑郁不畅，气机不行，郁而化火，火热之邪下迫膀胱，阻遏经气，血行不畅，加之肝郁乘脾，脾失健运，水湿痰浊积聚，气机阻滞，血行不畅成瘀，发为下焦蓄血证；瘀血阻滞局部，不通则痛，故见下腹正中耻骨毛际区刺痛；痛处不移，瘀热下迫膀胱，膀胱气化失司，故见尿频，尿意频；热邪伤津，故见口干口苦，热邪扰神，故见眠差；舌淡红苔黄腻，舌底静脉迂曲，脉弦均为瘀热阻滞，下焦蓄血之症。治疗当以清热通腑，活血化瘀为主，方以桃核承气汤加减，拟方如下：

桃仁15g	大黄5g	冬瓜仁20g	当归30g
白芍20g	黄柏10g	炙甘草10g	桂枝20g
茯苓20g	芒硝3g（冲服）		

水煎内服，每天1剂，分2次服用，共服7剂。

「方义药解」桃核承气汤源于《伤寒论》，主要由桃仁、桂枝、大黄、芒硝、炙甘草共五味中药组成，具有破血下瘀之效。主治瘀热蓄于下焦所致少腹急结，大便色黑，小便自利，甚则谵语烦渴，其人如狂，至夜发热，及血瘀经闭、痛经，产后恶露不下，脉沉实或涩。其原文记载："太阳病不解，热结膀胱，其人如狂，血自下，下者愈。其外不解者，尚未可攻，当先解其外。外解已，但少腹急结者，乃可攻之，宜桃核承气汤。"临床上可用于瘀血所致慢性盆底疼痛综合征、慢性前列腺炎、盆腔炎、闭经、痛经等病。方中桃仁，性甘，味苦，具有通便润肠、祛瘀活血的功效，其味苦，善泄血滞，祛瘀力强，大黄活血化瘀、攻积泻热，二药合用，以逐下焦瘀热，是为君药；桂枝活血通络，助大黄、桃仁之功，发挥破血祛瘀之效，又因其辛温之性，可防寒凉之品伤阳，芒硝泄热软坚，与大黄相配伍，助其泻下逐瘀，咸寒之性又可助大黄、桃仁攻下瘀血，为臣药；炙甘草甘平和中，顾护胃气，缓和芒硝、大黄峻攻之性，为佐使药。本案患者，瘀热日久，疼痛症状明显，已严重影响其日常生活，故佐加白芍缓急止痛；当归重用以活血通络止痛，黄柏、冬瓜仁清泄下焦湿热，茯苓益气护胃，与炙甘草同用以防过寒伤胃。诸药合用，共奏清热利湿、破血下瘀之效。

二诊：2016年10月13日。

「临证四诊」病史同前，患者服上药后仍觉尿频尿急，下腹部耻骨联合上毛际区仍有刺痛感，大便稍烂，次数增多，舌淡红苔微黄腻，舌底静脉迂曲较前减轻，脉弦。

「理法方药」患者服药后仍尿频急痛，但大便次数增多，且无明显腹痛、里急后重感，就诊时恰逢月经刚过，诉此次月经血块较前明显减少，且既往痛经改善，仲景在下焦蓄血证提到下血者愈，现患者大便次数增多，月经来潮时明显顺畅，与下血者愈相契合，治疗当为有效，但考虑患者病程日久，久病成瘀，"冰冻三尺，非一日之寒"，治疗仍守前法，在原方基础上加行气止痛之品，拟方如下：

桃仁15g	大黄5g	当归30g	白芍20g
土茯苓20g	桂枝20g	炙甘草10g	郁金10g
天台乌药10g	益智仁20g		

水煎内服，每天1剂，分2次服用，共服7剂。

三诊：2016年10月27日。

「临证四诊」病史同前，今日来诊，患者诉仍觉下腹部隐痛不适，阵发性，尿频尿急症状较前改善，精神好转，口干，无口苦，纳眠可，大便2次/天，稍烂，舌淡红苔微黄腻，舌底静脉少许迂曲，脉弦。

「理法方药」"其人发狂者，以热在下焦，少腹当硬满，小便自利者，下血乃愈。"结合下焦蓄血病症的发展规律，在大便、月经改善等"下血者"出现，在前期治疗效果不理想的情况下，仍大胆坚持守方，终见疗效，尿频尿急等症逐渐改善；治疗仍守前法，患者自觉口干，在原方基础上，减益智仁、土茯苓，佐加泽兰、黄柏、灯心草等清热祛湿，活血化瘀之品，以防温燥太过。拟方如下：

桃仁10g	大黄5g	当归30g	白芍20g
桂枝20g	炙甘草10g	郁金10g	泽兰15g
黄柏15g	灯心草1g	天台乌药10g	

水煎内服，每天1剂，分2次服用，共7剂。

嘱患者配合膀胱功能锻炼，定时定量饮水，定时排尿，制定排尿日记，熟悉排尿习惯，在两次排尿期间，如仍有明显尿意，可行收缩肛门等锻炼盆底肌方法。服药及配合功能锻炼后，患者诸症改善，治疗则守前方，随症加减。

四诊：2016年11月24日。

「临证四诊」病史同前，患者已无明显尿频尿急，排尿顺畅，偶有下腹隐痛，大便畅通，纳眠可，舌淡红，苔白，脉弦。

「理法方药」经治疗后，患者已近痊愈，治疗上则需注意固本培元，预防复发，遂在前方基础上加金樱子、益智仁等固肾之品巩固疗效，嘱患者继续配合膀胱功能锻炼。拟方如下：

桃仁15g	大黄5g	当归30g	白芍20g
桂枝20g	炙甘草10g	法半夏10g	蒲公英15g
吴茱萸5g	金樱子20g	益智仁20g	

水煎内服，每天1剂，日服2次，共服7剂。

经治疗后患者症状明显缓解，随访半年未见明显症状反复。

（三）辨治思路

慢性盆腔疼痛综合征（chronic pelvic pain，CPP）是一系列具有典型泌尿系症状的临床综合征，如盆腔、膀胱、尿道疼痛及尿路刺激症状。国际尿控协会将其定义为与膀胱充盈相关的耻骨上区疼痛，同时伴有其他泌尿系症状，如白天和夜间尿频，同时除外下尿路感染及其他病理改变的证据。现代医学研究认为，其发病机制为尿路上皮功能失调/糖胺聚糖（glycosaminoglycan，GAG）层缺损、亚临床感染、肥大细胞激活、神经性炎症、自身免疫疾病、膀胱感觉神经功能上调、遗传及NO代谢异常。

下焦蓄血证，最先见于仲景《伤寒论》："太阳病六七日，表证仍在，脉微而沉，反不结胸，其人发狂者，以热在下焦，少腹当硬满，小便自利者，下血乃愈。"其基本病机为瘀热积聚于下焦。太阳表证，发汗不当，表邪不解，循足太阳膀胱经入于膀胱部，外邪入里，热不得散而化热，熏蒸煎熬，邪热与瘀血互相搏结，则形成瘀热互结之下焦蓄血证。

笔者认为慢性盆腔疼痛综合征，其临床表现符合下焦蓄血证辨证。下焦蓄血证主证有三：其人如狂、少腹拘急、小便自利。

（1）其人如狂。成无己在《注解伤寒论》中提道："太阳经邪热不解，随经入腑，为热结膀胱。其人如狂者，为未至于狂，但不宁尔。"其论证了下焦蓄血证。"狂"非单纯狂躁，亦可表现不安。笔者在多年临床观察中发现，慢性盆腔疼痛综合征患者常常伴随着或轻或重的焦虑、抑郁，本病患者病史多长，且长期慢性疼痛影响日常生活，尿意频频，常常"尿完还想尿"，频繁上厕所导致患者产生自卑感，夜间睡眠前甚至需多次排尿才能入眠，精神影响因素大，睡眠欠佳，外加久治不愈，四处求医，身心俱疲，内心惶恐不安；其症状表现符合下焦蓄血证"其人如狂"。

（2）少腹拘急。《金匮要略》："热之所过，血为之瘀滞。"下焦蓄血证之疼痛为瘀热积聚于下焦，不通则痛。邪热煎熬熏蒸津液，致使血液稠浊，血涩不畅，加重血瘀；血瘀又可蕴积化热，致血热愈炽，瘀热相搏；瘀血、热毒蕴于下焦，经络气机不畅，血脉瘀滞，不通则痛。慢性盆

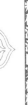

腔疼痛综合征患者疼痛部位常常位于耻骨上毛际区，其痛处不移，符合中医瘀血疼痛特点，且常常表现为如火灼，如针刺，如电击，符合中医瘀热疼痛特点；故笔者认为本病患者疼痛在部位、性质等方面均符合下焦蓄血之疼痛。

（3）小便自利。纵观《伤寒论》"蓄血证""蓄水证"多条条文，仲景认为"蓄水者，小便不利，蓄血者，小便自利"。历代医家均多以此辨别小便不利与小便自利，热与瘀血结于下焦是热在阴分血分，未伤及阳分气分，膀胱气化功能未受影响，故小便自利；许多医家认为小便自利是指小便排出顺畅如常，为正常症状；然仲景之言，皆是精酌之言，却为何在多处条文提及小便自利这"正常症状"？笔者认为，小便自利，当与自汗一样，为人不自主出现的症状，瘀热客于膀胱，膀胱气化失司，膀胱失约，小便自行排出，其可表现为尿意频频，小便后仍有尿意，仍觉小便从尿道排出，甚者出现漏尿、遗尿。慢性盆腔疼痛综合征患者常常表现为尿频尿急，尿意频频，其临床症状特点符合小便自利。

在临床治疗过程中，笔者亦嘱患者配合膀胱锻炼方法，定时定量饮水，定时排尿。一来，在人体正常代谢过程中，水分的出入处于平衡，定量饮水，其排出水分基本不变（排除运动后大量出汗），从而使得患者在心理上消除"尿完还想尿"想法，另外膀胱训练有助于膀胱规律充盈与排空，从而养成良好的排尿习惯。

（医案整理：白遵光　曾元桂）

第七节　桂泽红医案

一、益气行水法治疗精癃病

（一）临床资料

一般资料：高××，男，58岁。

主诉：尿频，排尿难，尿分叉半月。

中医诊断：精癃病。

中医辨证：气虚阴盛，湿浊内蕴。

西医诊断：前列腺增生。

（二）证治经过

首诊：2003年8月7日。

「**临证四诊**」患者平素体健，近半年来时感下腹部不适，继而出现小便困难，须用力10分钟左右始能通下。近半月来，小便费力，尿频，尿量甚少，点滴而下，尿分叉，自觉下腹部胀闷不适。患者形体肥胖，精神不振，面现痛楚。舌红无苔，脉沉缓。经腹超声检查示：前列腺大小为5.2cm×4.8cm×4.3cm。

「**理法方药**」患者形体肥胖，所谓"肥人多湿"者，多因气虚运化无力而湿浊内生，又因年老，脏腑功能衰退而气虚，气虚日久而至阳气衰弱，阳虚则阴寒内生，阳虚失于温养而精神不振。气为血之帅，气行则血行，气虚则血行不畅，气虚日久则血瘀，与湿浊相结阻于尿道，症见尿频，排尿难，尿分叉等。辨证属气虚阴盛，湿浊内蕴，治疗以补气活血，行水宣闭为法，具体处方如下：

黄芪30g	泽泻12g	薏苡仁12g	赤芍12g
牡丹皮10g	白术10g	桃仁10g	茯苓10g
香附10g	红花10g	萹蓄6g	瞿麦6g
甘草梢6g	肉桂1g（焗服）		

水煎服，每天1剂，共7剂。

「**方义药解**」中医辨证属本虚标实，攻邪应不忘扶正。方中重用黄芪补气升阳，补气可以扶阳，气升则水自降，畅通水道，与肉桂同用则温血脉；薏苡仁、白术燥湿健脾；茯苓、泽泻利水渗湿；赤芍、牡丹皮、桃仁、红花同用以凉血活血化瘀；萹蓄、瞿麦、甘草梢利尿通淋。诸药合用，气生水行，湿去瘀化，宣闭通窍。

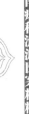

二诊：2003年8月14日。

「临证四诊」服药后，尿量增多，排尿困难减轻，由点滴而变为涓涓。小腹不适亦轻松，脉象较前有力。

「理法方药」尿量增大，排尿困难减轻为阳气见充，水气已行之象，继续加强补气扶阳之力以畅通水道，处方如下：

黄芪60g	山药15g	泽泻12g	大腹皮12g
生地黄12g	白术10g	茯苓10g	赤芍10g
桃仁10g	三棱10g	琥珀末1.5g	肉桂1g

水煎服，每天1剂，共7剂。

「方义药解」重用黄芪者，使气旺血行，合肉桂温通血脉；山药、白术养后天之本，使气血生化有源；大腹皮下气利水消胀，三棱破血行气；茯苓、泽泻渗湿利水，琥珀末利尿通淋；生地黄、赤芍、桃仁凉血活血化瘀。诸药合用，补气行水之力更强，气血运行更畅。

三诊：2003年8月21日。

服上方7剂后，小便通畅，小腹舒适，精神清健，饮食如常，后以此方时时煎服以防复发。

（三）辨治思路

前列腺增生属中医"精癃病"范畴。古代称本病为"气癃"，最早见于《神农本草经》，后改称为"精癃"，是现代中医学者所定。本病是中老年人常见病之一，发病率高，证属本虚标实，多由于肾元亏虚，湿浊闭阻，导致精室局部肿大，膀胱气化失司，以排尿困难和尿潴留为主要临床表现的疾病。本例患者因年老、体质肥胖，呈气虚阴盛之象，以气虚阴盛为本，以尿频，排尿难为标，治疗应标本兼治。首诊时，患者精神不振，尿频，排尿难症状明显，以益气健脾，祛湿化瘀之品合用，服药7剂后尿量增大，排尿困难减轻，故二诊加强益气行水之力，使气旺血行，而排尿顺畅。本病是老年人常见病，老年人以体虚之本，故治疗时不忘扶助正气，气虚者宜益气，阳虚者宜温阳，标本兼治，方可获良效。

（医案整理：桂泽红　翁湘涛　黄亚兰）

二、软坚化癥法治疗慢性前列腺炎

（一）临床资料

一般资料：张×，男，44岁。

主诉：尿频，排尿不畅8年，加重1周。

中医诊断：精浊（痰瘀热结）。

西医诊断：慢性前列腺炎。

（二）证治经过

首诊：2004年1月7日。

「临证四诊」前列腺炎史8年，在外院治疗时症状好转，但症状易反复。近1周症状再次加重，故来就诊。现见尿频，排尿不畅，尿后阴茎中刺痛。2年来性功能减退，伴射精时疼痛，精液中有血丝。大便时有白色黏液自尿道口流出。久坐阴部胀痛，两股内侧麻胀。

「理法方药」患者久病，痰瘀互结而致排尿不畅、尿频，痰浊郁久化热，热伤血络有疼痛、血丝，白色黏液自尿道口流出为痰浊下注，大便时排出则为肾虚不固。辨证属痰热瘀互结，治疗以清热散结，祛瘀通络为法，选方桂枝茯苓丸加减，具体处方如下：

桂枝15g	茯苓15g	牡丹皮15g	桃仁15g
土茯苓30g	草薢20g	白芍20g	马鞭草20g
半枝莲20g	荔枝核30g	王不留行20g	冬葵子20g
白花蛇舌草20g			

水煎服，每天1剂，共4剂。

并加服金匮肾气丸。嘱患者：忌骑自行车，忌饮酒。

「方义药解」桂枝茯苓丸出自《金匮要略》："妇人宿有癥病，经断未及三月，而得漏下不止，胎动在脐上者，为癥痼害。妊娠六月动者，前三月经水利时，胎也。下血者，后断三月，衃也。所以血不止者，其癥不去故也。当下其癥，桂枝茯苓丸主之。"组成：桂枝、白芍、茯苓、桃仁、牡丹皮。方中以桃仁、牡丹皮活血化瘀；择等量之白芍，以养血和血，还可祛瘀，使瘀血去，新血生；加入桂枝，既可温通血脉以助桃仁之力，又可得白芍以调和气血；佐以茯苓之淡渗利湿，寓有祛湿止血之用。综合全方，乃为化瘀生新、调和气血之剂。

本例辨证属痰瘀热结，故用桂枝茯苓丸以活血化瘀消癥、调和气血，合诸活血解毒药马鞭草、半枝莲、白花蛇舌草、王不留行活血散瘀，清热解毒，又利水消肿；土茯苓、萆薢、冬葵子利水通淋。诸药合用，共奏活血化瘀消癥，清热利水解毒之功，同时注意扶正，服用金匮肾气丸为温补肾阳以固本。

二诊：2004年1月11日。

「**临证四诊**」自诉服完上药后，尿频、尿后阴茎中刺痛等症状消失，精神也较前稍好，其余无变化。治以化痰散结，祛瘀通络为法，处方如下：

桂枝15g	茯苓15g	牡丹皮15g	桃仁15g
赤芍15g	萆薢30g	白芍20g	浙贝母20g
川楝子20g	荔枝核30g	夏枯草20g	王不留行30g
炙延胡索20g	牡蛎30g（先煎）		

水煎服，每天1剂，共4剂。

并加服金匮肾气丸。嘱患者：忌骑自行车，忌饮酒。

「**方义药解**」患者尿频、尿后阴茎中刺痛等症状消失，马鞭草、半枝莲、白花蛇舌草、土茯苓等寒凉之品不可久服，故去，加浙贝母、牡蛎、夏枯草化痰散结，川楝子、荔枝核、炙延胡索等行气止痛。

三诊：2004年1月15日。

患者诉腰疼明显好转，可以较顺利地解完小便。肛门指检发现前列腺体仍然肥大，质稍硬，前列腺液镜检WBC（++）、RBC（红细胞）为0～5/HP。炎症仍然存在。继续给以上方4剂，加服金匮肾气丸，服法及医嘱同前。

四诊：2004年1月19日。

患者诉精神较治疗前明显改善，腰疼亦好转，但稍累仍疼，性欲仍然差。其余无特殊。鉴于肿大的腺体消散慢，患者服用煎剂麻烦且不易坚持。给予上方3剂，让其做成丸药，坚持服用。每丸重6g，每天3次，每次1丸，空腹开水送服。停服金匮肾气丸。

五诊： 2004年1月23日。

患者精神好，自诉无不适。解大便自龟头溢出白色黏液的情况消失。有性欲要求，射精时亦不疼痛，但是质量仍差。再给基本方3剂，嘱其做成丸药继续服，服法如前。

六诊： 2004年1月27日。

诉已无任何不适，要求复查。肛门指检发现前列腺体稍大，质软，前列腺液镜检正常，已基本治愈。给予金匮肾气丸，嘱其每晚10时许服2丸，淡盐水下，以资巩固。

（三）辨治思路

慢性前列腺炎，属中医"精浊"范畴。用传统的清热利湿通淋诸法虽然能很快把尿频、尿痛等尿道刺激症状解除，但肿大的腺体并不会因尿道刺激症状的解除而恢复，因而易复发。仲景《金匮要略》中桂枝茯苓丸化瘀生新、调和气血，缓消癥块，用此理念治疗本病，在桂枝茯苓丸中加入理气散结、软坚化癥之品制成丸剂，坚持服用，以消肿大的腺体，取得了临床症状消除，肿大的腺体康复的理想效果。

（医案整理：桂泽红　翁湘涛　黄亚兰）

三、清热利湿，通淋排石法治疗石淋

（一）临床资料

一般资料：谭××，女，34岁。

主诉：右腰部阵发性绞痛伴肉眼血尿3天。

中医诊断：石淋（湿热下注）。

西医诊断：输尿管结石。

（二）证治经过

首诊： 2003年6月7日。

「**临证四诊**」患者于6月7日凌晨1时出现右腰部绞痛，疼痛剧烈，疼痛向会阴处放射，伴尿频，尿急，当时无恶心呕吐，无腹泻，无发热恶寒，至广东省中医院急诊科就诊，急查尿常规：RBC（+++），WBC（+），PRO蛋白（－）；血常规：WBC为$7.6×10^9$/L；泌尿系B超示：右侧输尿管下段扩张，见一小结石影，大小约0.5cm×0.6cm，并右肾少量积水。诊断为"右输尿管下段结石"，给予解痉、止痛等治疗，症状未见明显缓解，遂于当日早上至门诊就诊。症见：右腰部绞痛，伴右下腹部胀痛，伴尿频，尿急，无尿痛，排尿时有中断，伴有恶心、呕吐，口干，纳眠差，大便3日未解，尿液呈浓茶色。舌质淡红，苔黄腻，脉弦。

专科检查：腹平软，无腹肌紧张，双肾区外观无异常，未触及包块，右肾区叩击痛（+），左肾区叩击痛（－），右侧输尿管行径区压痛（+），左侧输尿管行径区无压痛，膀胱区无膨隆，叩诊呈浊音。

「**理法方药**」患者久居岭南潮湿之地，因嗜食辛辣刺激，而湿热内生，煎熬尿液结为砂石，砂石梗阻发为本病。尿石梗阻，故尿频，尿急，排尿时有中断；结石梗阻，不通则痛，痛扰神明，故眠差；湿热伤津故口干；湿热蕴脾，脾失运化，故恶心、呕吐、纳差；大便3日未解为湿热伤津，燥屎难下；舌质淡红，苔黄腻为湿热之象；辨证属湿热下注，治宜清热利湿，通淋排石。具体处方如下：

金钱草30g	鸡内金12g	石韦30g	萹蓄12g
车前子20g（包煎）	泽泻15g	牛膝12g	枳实10g
延胡索12g	香附12g	白芍15g	小蓟15g
甘草6g			

水煎服，每天1剂，共7剂。

嘱患者多饮水。

「**方义药解**」方中金钱草、石韦、车前子清热利尿通淋，萹蓄利尿通淋，泽泻清热利水渗湿，枳实、延胡索、香附理气活血止痛，白芍合枳实调和气血，牛膝引水下行，鸡内金排石。

二诊： 2003年6月14日。

神清，精神可，右腰部疼痛减轻，无尿频、尿急，尿液呈浅茶色。尿常规：RBC（＋＋），WBC（－），PRO（－）。舌质淡红，苔黄微腻，脉弦。嘱其继服上方7剂。

三诊： 2003年6月21日。

神清，精神可，无发热，右腰部疼痛明显减轻，无尿频、尿急、尿痛，自诉夜间从小便中排出小石粒1颗，约绿豆大小。舌质淡红，苔黄微腻，脉弦。嘱多饮水，予碎石清内服善其后。

（三）辨治思路

现代医学的肾结石、输尿管结石、膀胱结石、尿道结石皆可按中医的石淋、砂石淋或尿石证来辨证治疗。本病多由肾虚和下焦湿热引起，肾虚则膀胱气化不利，尿液生成与排泄失常，加之摄生不慎，感受湿热之邪，或饮食不节，嗜食辛辣肥甘醇酒之品，致湿热内生，蕴结膀胱，煎熬尿液，结为砂石；湿热蕴结，气机不利，结石梗阻，不通则痛；热伤血络，可引起血尿。如《诸病源候论》所论："诸淋者，由肾虚而膀胱热故也""石淋者，淋而出石也。肾主水，水结则化为石，故肾客砂石""肾虚为热所乘，热则成淋，其病之状，小便则茎里痛，尿不能卒出"。治疗上初期宜清热利湿，通淋排石；后期因结石日久易致肾虚，当补肾气；临床治疗上，酌加行气活血止痛的药物可取得良好的排石效果。本例患者初诊时为发病初期，急则治其标，以清热利湿，通淋排石为法，用大队清热利尿通淋之品配少许理气活血之药，使得湿热去，尿石随小便排出而病渐愈。

（医案整理：桂泽红　翁湘涛　黄亚兰）

第五章 岭南疡科流派第四代传承人医案赏析

第一节 古炽明医案

一、健脾祛湿，温肾益气辨证治疗前列腺癌

（一）临床资料

一般资料：李××，男，81岁。

主诉：前列腺癌术后，反复潮热、夜尿频伴下肢乏力半年。

中医诊断：前列腺癌。

西医诊断：前列腺恶性肿瘤。

（二）证治经过

首诊：2017年6月27日。

「临证四诊」患者半年前行前列腺癌根治术，术后时有潮热汗出，排尿通畅，右下肢麻木乏力，行走困难，无尿痛，无腰酸背痛，尿急，夜尿1～2次，大便正常，纳眠可，舌质淡，边有齿印，苔微黄腻，脉弦细。

辅助检查：2011年11月12日病理检查示前列腺癌，左侧Gleason评分为3+4=7；右侧Gleason评分为4+4=8。2013年8月复查骨ECT（发射型计算机断层成像）示髋骨代谢活跃。

「理法方药」患者本有肿瘤基础病，且患病日久，正气耗伤，整体以虚证为主。其舌淡，边有齿印为脾虚湿盛，脾阳虚损，阳气受湿邪阻遏，发为湿温潮热，脾不输布水液，因而阴液不能充盈脉络则脉细；湿浊中

阻，日久化热，邪热郁蒸，津液外泄而致汗出，气机郁滞则脉弦。湿热下注膀胱则出现尿急之症，其舌苔微黄腻为湿热之象。肾阳不足、肾气虚，则膀胱气化不利、开合失常可出现尿频尿急的症状，夜间阴盛阳衰，气虚、阳虚症状加重，则见夜尿频多。因此治疗上应以健脾祛湿，温肾缩尿为法，拟方如下：

桔梗5g	甘草10g	白术15g	党参15g
丹参15g	山药15g	厚朴15g	女贞子15g
淫羊藿15g	重楼15g	黄柏15g	黄芪30g
布渣叶15g			

水煎内服，每天1剂，分2次服用，共服7剂。

「方义药解」方中以黄芪为君，黄芪补气健脾升阳，配合党参、白术、山药更添补气健脾之功；桔梗、厚朴共奏调畅气机，气行则水行，湿阻随气机流动而解；女贞子、淫羊藿温肾阳，补肾精，膀胱得肾阳所助气化水液，开合正常，则无夜尿；丹参、重楼清热凉血退热；《滇南本草》中更提到重楼有利小便之效，配合黄柏、布渣叶让湿热从小便而出；甘草调和诸药且能补中益气。

二诊：2017年8月29日。

「临证四诊」患者服药后潮热汗出好转，尿频尿急感减轻，仍有夜尿1次，右下肢麻木乏力，行走困难，无痛。舌质齿印，苔薄白，脉弦细。

「理法方药」服药后诸症有所减轻，但仍有夜尿，考虑为温补肾阳之力不足；患者出现右下肢麻木乏力，以致行走困难，但无痛，考虑为局部气血不畅，不能荣养四肢肌肉所致，而脾与四肢肌肉相联系，脾不能运化精微，无以化生气血，则肌肉不生，四肢气血不足而麻木不仁；无痛则考虑无有形之邪阻滞脉络，因而加强补益脾肾之力度。拟方如下：

桔梗5g	甘草10g	白术15g	党参15g
丹参15g	山药15g	（炒）薏苡仁30g	女贞子15g
淫羊藿15g	重楼15g	桑寄生15g	黄芪30g
熟附子10g			

岭南疡科流派医案精粹

水煎内服，每天1剂，分2次服用，共服7剂。

「**方义药解**」本方较前方加重补益脾肾之功，因薏苡仁行气耗气则改为炒用，炒薏苡仁既能健脾利湿又不因其性味过于寒凉而损伤脾阳，加量至30g，与山药、白术、党参、甘草、黄芪相合着重补益脾气。下焦湿热已去，遂不用黄柏、布渣叶，改用桑寄生与女贞子共同补益肝肾，强筋骨；熟附子不仅可健脾阳，更能温肾阳，一举两得，恢复脾之运化功能，化生气血充盈四肢，营养四肢肌肉，帮助患者消除麻木感，恢复行走功能。考虑补益过重妨碍气机流动，沿用前方桔梗引药至全身各部位，用丹参活血行血且防止温补之药太过燥热。

患者服药后，诉已无明显不适，右下肢麻木感减轻，能缓慢行走数步，嘱患者继续服药至能正常行走。

（三）辨治思路

癌症肿瘤多属于中医学"癥瘕""积聚"范畴，气机阻滞、瘀血内结为其主要病机，但又如清代沈金鳌《杂病源流犀烛》云："壮盛之人，必无积聚。必其人正气不足，邪气留着，而后患此。"且患病日久，正气更伤，因此患者治疗上以补脾益气为主。细观其症状，舌淡，有齿印，湿温潮热汗出等湿盛表现，为脾虚不能输布水液所造成的湿盛之象，因此要配合祛湿之药，同时湿浊阻滞易化火，下注膀胱而引起下焦之症状，应配合利尿药，使湿热从小便而出。总体来说，脾气虚衰为最主要原因，治疗上当以治脾为本。除此以外，考虑患者年老体衰，先天之本肾气多不足，多见夜尿之症，因而不忘温补肾阳，辨病辨证结合其体质因素多方面考虑更能提升疗效。

（医案整理：古炽明　梁嘉华）

二、益气健脾，温阳补肾辨治前列腺恶性肿瘤去势抵抗期

（一）临床资料

一般资料：黄××，男，69岁。

主诉：反复右髋部疼痛半年。

中医诊断：前列腺癌。

西医诊断：前列腺恶性肿瘤。

（二）证治经过

首诊：2017年8月1日。

「临证四诊」患者诉右髋部反复疼痛，跛行，右下肢水肿，以足背明显。时有头痛，以胀痛为主，神疲乏力，排尿尚通畅，尿不尽，夜尿3～4次，尿量正常，无血尿，大便正常，右腹股沟疼痛，行走时明显。舌暗红，苔微黄，脉细。

辅助检查：2013年3月13日经B超引导下前列腺穿刺术后病理分析确诊为前列腺癌，全身骨ECT检查示：左侧骶髂关节、双侧坐骨、耻骨多发性骨代谢异常活跃，拟骨转移。

「理法方药」患者年老体虚，肾为先天之本，随着年龄的增长而逐渐虚衰。肾阳不足，膀胱不能气化水液，则夜尿增加；气主人体的生理功能活动，脾主气，脾阳不升，则神疲乏力；肾主水，脾可输布津液至全身，脾肾阳虚，则造成局部水液潴留，形成水肿；脉细为内虚之象；舌质暗为血脉瘀阻之征，血瘀阻滞于右侧腹股沟部，不通则痛，脉络失去充盈无以滋养，不荣则痛；肝气不疏，气机郁滞阻于头部脉络则头胀痛，气机郁滞与情绪相关，发作无常则头痛时发，气郁化火滞于膀胱则排尿余沥不尽，舌苔微黄为气郁化火之象，综合辨证考虑为脾肾阳虚，兼有瘀阻。治法：益气健脾，温阳补肾，辅以化瘀止痛。拟方如下：

黄芪90g	熟附子10g	党参15g	墨旱莲15g
补骨脂15g	淫羊藿15g	炙甘草5g	女贞子15g

大腹皮15g　　酸枣仁15g　　大黄炭15g　　骨碎补15g

车前子15g

水煎内服，每天1剂，分2次服用，共服14剂。

「**方义药解**」方中以黄芪为君，补气健脾升阳，更能利水消肿，配合党参更添补气健脾之功；熟附子、补骨脂、淫羊藿温补肾阳，恢复膀胱气化之功，熟附子更有补脾阳之效，与黄芪、党参相合温补脾阳；女贞子、墨旱莲滋补肝肾，阴中求阳，阴阳互根，更助补气之效；车前子有利尿通淋之效，与行气药大腹皮合用理气宽中，利水消肿，酌加骨碎补、大黄炭活血化瘀止痛，酸枣仁以宁心安神，炙甘草调和诸药，兼有补益之效。方中攻补兼施，以补为主，重视人体自身的恢复功能，配合少量的行气活血药化瘀止痛以对症治疗。

二诊：2017年8月29日。

「**临证四诊**」服前方后，患者神疲乏力感改善，夜尿次数减少，仍时有头胀痛，右侧腹股沟疼痛，右下肢水肿，排尿通畅仍有尿不尽感。纳眠可，无口干口苦，大便正常，舌质暗红，苔微黄，脉弦。

「**理法方药**」辨证：患者神疲乏力感改善，夜尿次数减少，仍有头胀痛，右侧腹股沟疼痛，右下肢水肿，辨证仍考虑脾肾阳虚。治法：益气健脾，温阳补肾。处方恐上方滋腻，予以去墨旱莲加厚朴以燥湿行气以健脾：

黄芪90g　　熟附子10g　　党参15g　　厚朴15g

补骨脂15g　　淫羊藿15g　　炙甘草5g　　女贞子15g

大腹皮15g　　酸枣仁15g　　大黄炭15g　　骨碎补15g

车前子15g

水煎内服，每天1剂，分2次服用，共服14剂。

「**方义药解**」患者虽然神疲乏力感以及夜尿次数改善，但右下肢仍有水肿，仍需继续温补脾肾，从脾和肾两个方面共同治疗水肿的症状。仍有头胀痛与小便余沥的症状，且脉象转为弦脉更提示气机郁滞之象，考虑前方行气药力之不足，因此改旱莲草为厚朴加强行气燥湿健脾的力度，同时佐制补益之腻。舌质暗，与右侧腹股沟部的疼痛提示血瘀仍在，沿用活血化瘀的药物以止痛。

三诊：2017年9月23日。

「临证四诊」患者服药后右侧腹股沟部疼痛减缓，右下肢水肿较前减轻，头胀痛未再发作，小便正常，胃纳稍差。眠可，大便正常，舌质暗红，苔微黄，脉弦。

「理法方药」辨证：脾肾阳虚血瘀。治法：温补脾肾，活血化瘀。处方：

黄芪90g	熟附子10g	党参15g	厚朴15g
布渣叶15g	淫羊藿15g	炙甘草5g	女贞子15g
大腹皮15g	酸枣仁15g	大黄炭15g	骨碎补15g
车前子15g			

水煎内服，每天1剂，分2次服用，共服14剂。

「方义药解」因患者服用前方症状得以缓解，服之有效因而沿用前方，患者神疲乏力，夜尿次数多等由脾肾阳虚引起的症状已消失，继续服用温补脾肾之药巩固疗效，因此无须大量温补之药，且患者舌苔微黄非气郁化火之象，考虑为过用温补而去补骨脂。又因患者胃纳稍差，可能由情志影响，肝气犯胃，木盛乘土，也可能由于脾气仍不足无以运化食物精微，胃肠积滞而纳差。因此仍用黄芪、党参等健脾益气之药及厚朴、大腹皮等行气理气之药，再加用布渣叶消食健胃，力求祛除患者的不适症状。

患者服药14剂后，自诉已无明显不适，症状基本消失。

（三）辨治思路

癌症肿瘤多属于中医学"癥瘕""积聚"范畴，气机阻滞、瘀血内结为其主要病机，《医宗必读·积聚》云："积之成也，正气不足，而后邪气踞之……"因其人本正虚而患此病，又因患者起病已久，正气更加耗伤，气血衰少，体质羸弱，遂以虚证为主。结合其病位主要在肝脾，不难发现肝失疏泄，气机郁滞与患者头胀痛，小便余沥等症状相符，脾气虚，

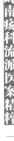

脾阳不升则使患者神疲乏力，更无力化生气血营养全身脉络及肌肉，造成局部疼痛。而《素问·至真要大论》指出"诸湿肿满，皆属于脾"，《素问·水热穴论》则指出"勇而劳甚，则肾汗出，肾汗出逢于风，内不得入于脏腑，外不得越于皮肤，客于玄府，行于皮里，传为胕肿。"因此患者水肿之症病位在脾肾，而治疗上则根据《金匮要略·水气病脉证并治第十四》之法"诸有水者，腰以下肿，当利小便……"，用利水消肿之法治疗水肿，用药上选用车前子、大腹皮等药，同时根据气行则水行之理，配用行气药以消除患者水肿。同时患者夜尿之症状为肾阳无力助膀胱气化而引起；以上诸症提示患者脾肾阳虚不足以及气机不畅之证，同时不能忽视肿瘤患者必存血瘀阻滞，其舌质也为其表现之一。因而治疗上以温补脾肾为主，兼以行气利水，活血化瘀，为患者解决疾病带来的困扰。

（医案整理：古炽明　梁嘉华）

第二节　郭莉医案

一、健脾和胃法治疗乳腺癌术后疲劳、胃气上逆

（一）临床资料

一般资料：黎×，女，48岁。

主诉：左乳癌术后第1天，呕吐胃内容物3次。

中医诊断：呕吐。

中医辨证：脾胃虚弱，胃气上逆。

西医诊断：乳癌术后呕吐。

（二）证治经过

首诊：2017年3月20日。

「临证四诊」患者因"发现左乳肿物5月余"入院，行左乳癌单纯切

除+左腋下淋巴结清扫术后第1天，患者神疲乏力，头晕无头痛，恶心呕吐，呕吐胃内容物3次，食欲不振，大便术后未解。舌淡，苔白，脉弱。术中冰冻病理示：左乳浸润性导管癌。

「理法方药」治法：健脾和胃，降逆止呕。处方：香砂六君子汤加减，方药如下：

党参20g	白术10g	茯苓15g	甘草5g
半夏10g	陈皮10g	山药15g	木香5g（后下）
厚朴10g	姜竹茹15g	神曲10g	砂仁10g（后下）

每天1剂，水煎2次，分2次服用，共2剂。

嘱适量进食小米粥等半流质饮食，适当下床活动。

配合吴茱萸姜汁贴敷中脘、两侧足三里穴位。

「方义药解」四君子汤为气分之总方也，人参致冲和之气，白术培中宫，茯苓清治节，甘草调五脏，胃气既治，病安从来，然"拨乱反正"又不能"无为而治"，必举行气之品以辅之，则补者不至泥而不行，故加陈皮以利肺金之逆气，半夏以疏脾土之湿气，而痰饮可除也，加木香以行三焦之滞气，砂仁以通脾肾之元气，而贲郁可开也，君得四辅则功力倍增，四辅奉君则元气大振，相得而益彰矣，是为"香砂六君子汤"。

二诊：2017年3月22日。

「临证四诊」患者精神佳，无恶心呕吐，胃纳好转，少许腹胀，大便较硬，每天1行，无头晕头痛，舌淡，苔白腻，脉细。

「理法方药」上方去姜竹茹、神曲，加大腹皮15g、枳实10g，方药如下：

党参20g	白术10g	茯苓15g	甘草5g
半夏10g	陈皮10g	山药15g	木香5g（后下）
厚朴10g	大腹皮15g	枳实10g	砂仁10g（后下）

每天1剂，水煎2次，分2次服用，共2剂。

嘱多食润肠通便之品，如粗纤维食物、香蕉等。

「方义药解」《本草经疏》记载："大腹皮，即槟榔皮也。"其气味所主，与槟榔大略相同，槟榔性烈，破气最捷，腹皮性缓，下气稍迟。入阳明、太阴经，二经虚则寒热不调，逆气攻走，或痰滞中焦，结成膈证；或湿热郁积，酸味醋心；辛温暖胃豁痰，通行下气，则诸证除矣。大肠壅毒，以其辛散破气而走阳明，故亦主之也。枳实，《本草经疏》云："入足阳明、太阴经。"《汤液本草》曰："枳实，益气则佐之以人参、干姜、白术；破气则佐之以大黄、牵牛、芒硝；此《本经》所以言益气而复言消痞也。非白术不能去湿，非枳实不能除痞。壳主高而实主下，高者主气，下者主血，主气者在胸膈，主血者在心腹。"故去化痰止呕之姜竹茹，消食导滞之神曲，加大腹皮、枳实之类，以下阳明胃肠无形之气，取通腑之意。

三诊：2017年3月24日。

「**临证四诊**」患者腹胀缓解，大便通调，质地变软成形，余同前。

「**理法方药**」上方去大腹皮、枳实，加用炒山楂15g，麦芽、谷芽各20g，方药如下：

党参20g	白术10g	茯苓15g	甘草5g
半夏10g	陈皮10g	山药15g	木香5g（后下）
厚朴10g	麦芽20g	谷芽20g	砂仁10g（后下）
炒山楂15g			

每天1剂，水煎2次，分2次服用，共7剂。

「**方义药解**」脾胃为气血生化之源，脾胃健运，肌体方得水谷精微之养。术后患者多急于进补滋腻，然术后多脾胃虚弱，多食滋腻则碍脾，麦芽、稻芽养胃气，消食健运，炒山楂更助消化肥甘厚腻，有助运化，以促术后康复。

（三）辨治思路

胃肠道功能障碍是全麻术后的常见并发症。手术应激及麻醉药物易损伤脾胃，脾胃虚弱，气机不畅，脾失升清，胃失降浊，传化失司，致水湿食停滞，聚而为痰成积；湿痰食积为患，阻遏清阳，清气不升，脑为清窍无以养，故见头晕头痛；湿痰食积停于中焦，而"六腑以通为用"，不通则胃失和降，则恶心呕吐。《注解伤寒论》曰："脾，坤土也。脾助胃气消磨水谷，脾气不转，则胃中水谷不得消磨。"治疗当健脾和胃、燥湿化痰、理气和中。《内经》曰："壮者气行则愈，怯者着而为病。"人依天地之气而生，在气交之中，而生气总以胃气为本，若脾胃不和，气便着滞，或痞闷哕呕，或生痰留饮，因而不思饮食，肌肉消瘦，诸证蜂起而形消气息矣。香砂六君子汤，出自《古今名医方论·卷一》，功能益气健脾，行气化痰；主治脾胃气虚，痰阻气滞之证，表现为呕吐痞闷，不思饮食，脘腹胀痛，消瘦倦怠，或气虚肿满。用于治疗气虚痰饮，脾胃不和，变生诸证者，临床可加减而用之。配合姜汁调吴茱萸粉穴位贴敷，取中脘以和胃气，足三里通降胃气，两穴合用可健脾和胃、理气导滞。调护上进食米粥等易消化之品；"脾主四肢肌肉"，适当运动亦可健脾，促进术后康复。二诊时患者已无头晕头痛、恶心呕吐，但大便干硬，上方去姜竹茹、神曲，加用大腹皮、枳实等行气导滞之品，旨在疏通气机以通便。三诊时患者症状已基本缓解，予以炒山楂、麦芽、谷芽等开胃消食之品，以助脾胃运化。

（医案整理：郭莉 林烁）

二、建中益气法治疗乳腺癌术后皮瓣坏死

（一）临床资料

一般资料：黎×，女，69岁。

主诉：左乳癌手术后创面不愈1月余。

中医诊断：①痈；②虚劳（脾胃虚弱，气阴两虚）。

西医诊断：乳腺癌术后皮瓣坏死。

（二）证治经过

首诊：2010年7月5日。

「临证四诊」患者2010年5月11日发现左乳肿块，1个月后行左乳癌改良根治单纯切除术+左腋下前哨淋巴结活检术，腋下淋巴结0/6（＋），术后病理示左乳黏液癌。术后口服三苯氧胺治疗，未行放化疗。但手术后缝合伤口一直不敛，外院治疗未见起色，皮瓣变黑出脓，转至广东省中医院就诊。无局部红肿及发热史。当时局部见：左乳缺如，左前胸壁手术部位可见长约6cm、宽约1.5cm黑色结痂，痂下有黄白色脓性分泌物，创周无红肿，无触痛。身形消瘦，精神疲倦，胃纳少，时腹隐痛，气弱自汗，手足烦热，咽干口燥，无恶心呕吐，二便通调。舌质淡，苔薄白，脉濡弱。辅助检查：术中病理示左乳黏液癌，ER（雌激素受体）为70%+，PR（孕激素受体）为40%+。

「理法方药」治法：健脾益气，补虚生新。处方：黄芪建中汤。方药如下：

| 饴糖30g | 桂枝15g | 白芍30g | 生姜15g |
| 大枣15g | 黄芪30g | 炙甘草15g | |

每天1剂，水煎2次，分2次服用，共7剂。

外治处方：土黄连液清洗伤口，提脓药粉外敷。

二诊：2010年7月12日。

「临证四诊」创面黑痂浮起，用镊子轻轻予以刮除，露出嫩红肉芽组织，创面平整，外用生肌油纱外敷。又治1周，创面缩小过半，胬肉略有高起，用镊子稍清刮后，予土黄连液外敷。

三诊：2010年8月1日。

「临证四诊」创面愈合。

（三）辨治思路

本案患者为老年女性，平素饮食劳倦，损伤脾胃，日久则气血亏虚，阴液渐耗，加之手术创伤，后天之本亏虚，气血生化乏源，而致伤口结痂，日久不愈，局部气血运行不畅，生湿生热而腐肉成脓。《脾胃论》曰："脾胃俱旺，则能食而肥；脾胃俱虚，则不能食而瘦。"脾胃亏虚则见身形消瘦，精神疲倦，胃纳少，时腹隐痛；七七天癸竭，阴液不足；手足烦热，咽干口燥皆为阴亏虚火之证。

夫饮食入胃，阳气上行，津液与气，入于心，贯于肺，充实皮毛，散于百脉。脾禀气于胃，而灌溉四旁，营养气血者也。今饮食损胃，劳倦伤脾，则气血无以生化，虚劳里急，阴阳俱损也。《金匮要略》曰："虚劳里急，诸不足，黄芪建中汤主之。"黄芪建中汤以小建中汤加黄芪组方而成。

《金匮要略·血痹虚劳病脉证并治第六》曰："虚劳里急，悸，衄，腹中痛，梦失精，四肢酸疼，手足烦热，咽干口燥，小建中汤主之。""人年五六十，其病脉大者，痹侠背行，若肠鸣，马刀侠瘿者，皆为劳得之。脉沉小迟，名脱气，其人疾行则喘喝，手足逆寒，腹满，甚则溏泄，食不消化也。"《金匮要略·妇人杂病脉证并治第二十二》曰："妇人腹中痛，小建中汤主之。"由此可见，小建中汤是体质性用药，是改善虚弱体质的名方。

本方中重用白芍，有芍药甘草汤之义。体质虚弱，经常性腹痛时可用小建中汤缓急止痛，但是本方证不拘于腹痛。小建中汤重用饴糖一升，饴糖为滋补剂，有强壮与缓和作用。"手足烦热、咽干口燥"为机体自我消耗，阴液不足所致，而含有饴糖的小建中汤恰可补其不足，缓解消耗状态，从而达到改善体质的目的。方名建中，即尤以稳固中土为先，桂枝一路以扶助肝木，重用白芍一路以敛而清，抑躁动伤土的肝风，而缓急止痛，更着眼于调畅肝木。而乳腺癌患者多半与情志抑郁有关，调畅肝木可解郁。芍药十月生芽，正月出土，夏初开花，花大而荣，正似少阳渐入阳明，故得木气最盛。根外黄内白，则为具木气于土中，而土生其金，金主攻利，又气味苦平，故既能入脾破血中之气结，又能敛外散之表气以返于里。凡仲圣方用芍药，不越此二义。

虽然经典原文中屡屡提到腹痛，但本方临床运用时则要以辨别虚弱性体质为首务，在这一前提下的腹痛才考虑使用小建中汤。但若能着眼于虚弱状态而用方，则本方改善体质的意义也将远远大于缓解腹痛。综上所述，可以认为小建中汤是一张改善体质之方，它的真正意义应当是强壮"病的人"，而不是治疗"人的病"。

本案患者是否只用小建中汤就够了呢？显然不是，本案患者除了全身表现为虚劳外，局部仍有化脓之象，而黄芪则是补虚排脓的要药。陶弘景在《本草经集注》中曰："黄芪，味甘，微温，无毒。主治痈疽，久败疮，排脓止痛，大风癞疾，五痔鼠瘘，补虚，小儿百病。妇人子藏风邪气，逐五脏间恶血，补丈夫虚损，五劳羸瘦，止渴，腹痛泄利，益气，利阴气。生白水者冷，补。其茎、叶治渴及筋挛，痈肿，疽疮。"所以在患者可以耐受的情况下，黄芪大剂量用到30～120g有祛瘀排脓生新的作用。

黄芪建中汤，共奏温中补气，和里缓急，阴阳气血双补之功效，阳生阴长，诸虚不足之证自除。

（医案整理：郭莉　林烁　黄亚兰）

三、清热解毒，健脾通络利水法治疗乳腺癌术后上肢淋巴水肿、丹毒

（一）临床资料

一般资料：叶×，女，52岁。

主诉：左乳癌改良根治术后左上肢肿胀14年，伴红肿热痛3天。

中医诊断：①乳岩；②水肿；③丹毒（湿热壅盛）。

西医诊断：①左乳癌术后左上肢淋巴水肿；②急性淋巴管炎。

（二）证治经过

首诊：2008年9月8日。

「临证四诊」患者于1985年8月因左乳腺癌行改良根治术（病理不

详），自述术后完善放化疗，服用他莫昔芬5年后停药至今。定期全身复查未见异常。1994年开始出现左上肢肿胀，后常于劳累后出现发热并伴左上肢红肿热痛，予抗生素静滴及对症治疗可退热，但左上肢肿胀逐渐加重。患者3天前因劳累、左上肢负重后再次发热，体温最高达39.2℃。至外院诊治，予抗生素治疗，效果不佳。现症见：左上肢红肿热痛，全身关节酸痛，纳差，大便秘结，无咽干、咽痛、鼻塞流涕、咳嗽、咯痰等。舌红苔黄，患侧脉难取，健侧脉数。体温：38.5℃。查血常规示WBC：11×10^9/L，NE（去甲肾上腺素）：9.8×10^9/L。

查体：左乳腺缺如，左胸壁可见长约20cm纵行陈旧性手术瘢痕，左胸壁及右乳腺未触及肿物。左上肢上臂、前臂肿胀至左指端，活动受限，局部皮肤潮红，可见大片红斑，皮温升高，轻压痛。

「理法方药」本例患者为手术金刃所伤导致淋巴回流障碍，气血运行不畅，病程迁延日久，水湿停聚于上臂，闭阻脉络而成肿胀，患者久病体虚复感热毒，热毒与湿邪相加，就诊时表现为湿热壅盛之证。经络不通，水湿闭阻于上肢则见左上肢肿胀，湿热交蒸，壅塞于左上肢则局部红热肿痛；邪热亢胜，正邪交争而见全身发热；久病脾气本虚又加正气抗邪于外，脾胃运化失司而见纳差；全身关节疼痛为风湿阻络，不通则痛之象，大便秘结为湿热伤津耗液之象，肿胀阻碍气血运行则患肢活动受限，患侧脉难取，舌红苔黄，健侧脉数均为湿热壅盛之象。急则治其标，治宜清热解毒，通络祛湿，止痛祛邪为先。方药如下：

忍冬藤30g	败酱草15g	桑枝15g	木瓜15g
威灵仙15g	伸筋草15g	黄柏10g	海桐皮15g
厚朴15g	枳实15g	莱菔子15g	薏苡仁30g
蛇舌草30g			

每天1剂，水煎2次，分2次服用，共6剂。

外治：予金黄散、水及蜂蜜混合温水调成膏状，待温度冷却到40~42℃时外敷左上肢，用绷带将患肢抬高。

「方义药解」方中忍冬藤、败酱草清泻经络之风湿热邪；蛇舌草、黄柏解毒祛湿；薏苡仁利水消肿；海桐皮、伸筋草、木瓜、威灵仙祛风除湿、通络止痛；桑枝为上肢引经药；厚朴、枳实、莱菔子行气通便、泄热下行。外治以金黄散水蜜膏热敷患肢。内外治结合共奏清热解毒、通络祛湿、消肿定痛之功。

二诊：2008年9月13日。

「临证四诊」患者左上肢红肿明显好转，左上臂红肿基本消退，无发热疼痛，左前臂肿胀及压痛减轻，红肿较前减轻，皮温稍高。纳眠可，二便调。舌淡红，苔微黄，脉弦。复查血常规示WBC：10.9×10^9/L，NE：7.9×10^9/L。

「理法方药」方药：效不更方，继予上方服用2周。外治：金黄散水蜜膏继敷左上肢，并抬高患肢。

三诊：2008年9月25日。

「临证四诊」患者左上肢皮肤潮红消失，皮温正常，压痛缓解，左前臂及上臂水肿较前好转，按之柔软。自觉疲倦乏力，纳差，大便溏。舌淡，苔白，脉弦细。血常规示WBC：5.9×10^9/L，NE：6.5×10^9/L。

「理法方药」热邪去，正气伤而见疲倦乏力、纳差，脾虚湿盛则见大便溏，舌淡，苔白，脉弦细为脾虚湿盛之征。证属脾虚湿盛，治以健脾利水，通络消肿为法；可以参苓白术散加减，方药如下：

忍冬藤30g	败酱草15g	桑枝15g	黄芪30g
党参30g	山药15g	茯苓15g	白术15g
薏苡仁30g	泽泻10g	陈皮15g	白扁豆20g
姜黄15g	蛇舌草30g		

每天1剂，水煎2次，分2次服用，共21剂。

外治：四子散（白芥子、紫苏子、莱菔子、吴茱萸各120g）装入布袋包裹，加热到40～50℃，外敷患肢，每天1～2次，每次30分钟。

「方义药解」参苓白术散组成：莲子、薏苡仁、砂仁、桔梗、白扁豆、茯苓、人参、甘草、白术、山药；功能益气健脾，渗湿止泻，主治脾虚湿盛证。方中人参（现多用党参替代）补益脾胃之气，白术、茯苓健脾渗湿，山药补脾益肺，莲子健脾涩肠，白扁豆健脾化湿，薏苡仁健脾渗湿，砂仁芳香醒脾、行气和胃、化湿止泻，桔梗载药上行。本患者用党参加黄芪益气，白术、茯苓、山药、薏苡仁、白扁豆健脾渗湿而实大便，泽泻利水消肿，陈皮行气化湿，忍冬藤、败酱草、桑枝清上肢风湿热邪，蛇舌草解毒祛湿，姜黄行气通经止痛。全方合用，以健脾渗湿利水为主，通络消肿止痛为辅，兼清湿热余邪。

外治以四子散，取其性温芳香化浊，以除皮里膜外之湿痰，温通以助消肿。

四诊： 2008年10月15日。

「临证四诊」患者全身状况良好，左上肢水肿基本消退，仅上臂轻度水肿，屈伸自如，皮色皮温正常。纳眠可，二便调。舌淡红，苔薄白，脉弦细。予中药上方继服以巩固。

其后每诊又稍加减，四子散隔日热敷上臂，每次30分钟。于2008年11月停药，嘱注意休息，避免过劳，左上肢避免负重，经常做举臂运动。后随访3月未见复发淋巴管炎，病情控制稳定。

（三）辨治思路

乳腺癌术后淋巴水肿属于乳腺癌术后并发症，在中医古籍中并无相关记载。根据其临床症状将其归结为"水肿"范畴。中医学认为乳腺癌常见病机为肝郁脾虚，若行手术治疗必定会损伤气血脉络，导致气血运行不畅，气血无力推动血行及运化水液，水湿停聚而脉络阻塞，形成乳腺癌术后上肢水肿。其临床表现复杂，疾病的发展阶段不同，证候表现各异，应审证论治方能获良效。然水饮积聚患者多，有脾胃不足症，如《景岳全书》中言："脾胃不足及虚弱失调之人，多有积聚之病"，所以治疗乳腺癌术后淋巴水肿疾病，在利水消肿的同时应不忘健脾益气。

本例患者为手术金刀所伤导致淋巴回流障碍，病程迁延日久，水湿停聚于上臂，瘀阻脉络而成肿胀，又因复感外邪而为病。初诊时表现为湿热壅盛之证，出现丹毒，合并全身发热、大便干结，以脾虚湿蕴为本，湿热

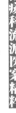

壅盛为标。急则治其标，治以清热解毒，通络祛湿，止痛祛邪为先。内外兼治而热邪消退。

患者久病本虚，加上外感邪毒，邪去而正更伤，气虚无力推动水行，水湿留滞。缓则治其本，脾胃为后天之本，主饮食的受纳、腐熟及运化，在水液代谢过程中亦起重要的作用。《素问·经脉别论》曰："饮入于胃，游溢精气，上输于脾，脾气散精，上归于肺，通调水道，下输膀胱，水精四布，五经并行。"气化则水行，脾气健则能推动正常的水液代谢。故缓解期治疗当注重健脾益气利水，以参苓白术散加减以健脾渗湿，加利水通络之品以消肿；《黄帝内经》云"诸病水液，澄澈清冷，皆属于寒"，故外用四子散温通行气以助消肿；标本与内外兼治而获效。

（医案整理：郭莉　黄亚兰）

四、温中健脾，发汗通络法治疗乳腺癌术后上肢水肿

（一）临床资料

一般资料：李×，女，45岁。

主诉：右乳癌术后1个月，右上肢肿胀2周。

中医诊断：①乳岩；②水肿（脾虚湿瘀互结）。

西医诊断：右乳癌术后上肢淋巴水肿。

（二）证治经过

首诊：2016年5月12日。

「临证四诊」患者1个月前行右乳癌改良根治术，术后10余天出现患肢肿胀疼痛，范围由上臂逐渐向远端发展累及前臂。患者面色萎黄，少气懒言，畏寒纳呆，脘腹时有隐痛，无口渴，大便溏烂。患肢肿胀，皮色稍黯无泽，按之软韧有凹陷，局部皮温不高。舌质淡紫、边齿痕、舌底脉络青紫曲张、舌苔白润。患侧脉难取，健侧脉弱。辅助检查：血管彩超示右上肢深浅静脉无血栓形成。血常规正常。

「**理法方药**」本案患者因手术耗伤正气，脾气受损，脾虚运化失司，水液代谢失常，加上手术损伤淋巴管，淋巴回流障碍，右上肢水液潴留、络脉瘀阻而发水肿。脾主运化而升清，胃主受纳而降浊，纳运升降失常，故纳呆、便溏；脾虚失养则少气懒言，津液不布、肌肤不荣则见面色萎黄；脾胃虚弱，中阳不足，寒从中生，阳虚失温，故畏寒，寒性收引，故脘腹隐痛；舌淡苔白润，口不渴，脉弱皆为脾胃虚寒之象；舌质淡紫、舌底脉络青紫曲张，为气虚血瘀之象。辨证属脾虚湿瘀互结，治法：温中健脾，通阳发汗利水，兼活血化瘀通络。拟理中汤合防己茯苓汤加减，方药如下：

党参30g	干姜15g	炒白术15g	炙甘草30g
茯苓45g	防己15g	黄芪30g	桂枝15g
麻黄15g	当归10g	赤芍15g	川芎10g
桑枝15g	地龙15g		

每天1剂，水煎2次，分2次服用，共14剂。

外治：四子散（白芥子、紫苏子、莱菔子、吴茱萸各120g）装入布袋包裹，加热到40～50℃，外敷患肢，每天1～2次，每次30分钟。

外洗方：干姜、伸筋草、艾叶各30g，威灵仙、川木瓜、桂枝、姜黄、苏木、当归各15g。水煎后药液熏蒸并温热外洗，每天1次。

「**方义药解**」理中汤由干姜、人参、白术、甘草组成，功能温中祛寒，补气健脾。方中干姜为君，大辛大热，温脾阳，祛寒邪，扶阳抑阴。人参为臣，性甘微寒，补五脏，安精神。君臣相配，温中健脾。脾为湿土，虚则易生湿浊，故用苦温之白术为佐，健脾燥湿。甘草与诸药等量，寓意有三：一为合参、术以助益气健脾；二为缓急止痛；三为调和药性，是佐药而兼使药之用。纵观全方，温补并用，以温为主，温中阳，益脾气，助运化，故曰"理中"。

防己茯苓汤亦出自《金匮要略》，由防己、黄芪、桂枝、茯苓、甘草组成，主治皮水。立方本意在于通阳化气，表温疟里分消。防己伍黄芪，走表祛湿，使水从外而解；防己，《神农本草经》记载其"味辛平，主风

岭南疡科流派医案精粹

寒温疟热气，诸痫，除邪，利大小便"，为太阳经入里之药，泄腠理，疗风水，通治风湿、皮水二证。黄芪大补脾胃之虚，使气旺血行；桂枝配茯苓，通阳化气，令水从小便而下。本方利水之势较缓，主要用于水肿兼有正虚之候。皮水之阳虚，因风水袭于表，内合于肺，故用桂枝解肌散邪兼固阳气，不须姜枣以和中也。

本患者选用理中汤以温中祛寒，补气健脾以治本，防己茯苓汤加麻黄通阳发汗行水以治标，加当归、赤芍、川芎、地龙活血通脉祛瘀，桑枝活络利水并引诸药直达病所，麻黄辛温发汗，又助活血化瘀之品破瘀逐水。同时外用四子散及熏洗方以温经通络，活血消肿，使气旺、血行、湿化而肿胀自消。

二诊：2016年5月26日。

「临证四诊」患者右上肢肿胀明显减轻，肿胀范围主要在上臂，前臂肿胀消失。精神好转，喜言谈，纳可，大便成形。舌质仍淡紫、舌底脉络青紫曲张，左脉较前有力，右脉可触及。

「理法方药」效不更方，原方继服。

2周后复诊，水肿已基本消退，患肢活动如常。

（三）辨治思路

水肿的病位在肺、脾、肾三脏，与心有密切关系。《景岳全书·肿胀》所云："凡水肿等证，乃肺脾肾三脏相干之病。盖水为至阴，故其本在肾；水化于气，故其标在肺；水唯畏土，故其制在脾。今肺虚则气不化精而化水，脾虚则土不制水而反克；肾虚则水无所主而妄行。"其基本病机是肺失宣降通调，脾失转输，肾失开合，膀胱气化失常，导致体内水液潴留，泛滥肌肤。在发病机理上，肺、脾、肾三脏相互联系，相互影响，如肺脾之病水肿，久必及肾，导致肾虚而使水肿加重；肾阳虚衰，火不暖土，则脾阳也虚，土不制水，则使水肿更甚；肾虚水泛，上逆犯肺，则肺气不降，失其宣降通调之功能，而加重水肿。而瘀血阻滞，三焦水道不利，往往使水肿顽固难愈。本案患者一方面因手术损伤淋巴管，淋巴回流障碍，加上手术耗伤正气，久病伤脾，脾虚运化失司，导致水液代谢失常，右上肢水液潴留、络脉瘀阻而发水肿。另一方面络脉瘀阻更加重水液回流障碍，使水肿难消，逐渐加重。脉证合参，本案水肿属脾虚水肿，兼有瘀血阻滞。

水肿的治则，《伤寒论·水气病脉证并治第十四》有曰："诸有水者，腰以下肿，当利小便；腰以上肿，当发汗乃愈""皮水为病，四肢肿，水气在皮肤中，四肢聂聂动者，防己茯苓汤主之"。本案患者属上肢水肿，且"水气在皮肤中"，故治疗以通阳发汗利水，又因其尚有脾胃虚寒、瘀血阻滞之证，故治以温中健脾，通阳发汗利水，兼活血化瘀通络，用理中汤合防己茯苓汤加麻黄及活血通脉祛瘀之品治疗，同时外用四子散及熏洗方以温经通络，活血消肿，而获良效。

（医案整理：郭莉　黄亚兰）

第三节　李源医案

一、健脾滋肾，解毒通络治疗肠癌

（一）临床资料

一般资料：周××，男，70岁。

主诉：肠癌术后1月，胃纳差、乏力半月余。

中医诊断：肠癌（脾肾亏虚，痰毒瘀结）。

西医诊断：肠癌。

（二）证治经过

首诊：2017年6月13日。

「临证四诊」患者于2017年5月行结肠癌手术，术程顺利。10余天前开始出现胃纳差、肢体乏力，恶寒发热，头晕头痛，无胸闷心悸，舌淡红，苔薄黄，脉细弱。

「理法方药」笔者认为，结肠癌的发病与环境因素相关，与饮食和生活方式尤其相关。各种致病因素，无论饮食不节、外邪入侵，还是房劳过度、情志内伤，以致气滞、血瘀、痰凝、热毒等交杂出现。各种邪气长期留于经脉不解，就会在局部络脉形成瘀阻，致使经络闭塞，正气不达，精血、津液不得气化而凝聚，聚而成瘤，形成肿瘤，此为病之标。脾胃为生痰之源，脾虚运化失司，酿湿生痰，气机不畅，大肠为传导糟粕之官，脾虚所生之痰邪均受于大肠，湿痰邪毒，瘀滞积结肠道，故出现胃纳差、肢体乏力。久病及肾，日久则脾肾俱虚，舌淡红，脉细弱皆为脾胃虚弱之象。治疗上应以健脾滋肾，解毒通络为主，拟方如下：

山药15g	太子参30g	白术20g	炙甘草5g
茯苓15g	麦冬15g	丹参15g	黄芪30g
桑寄生15g	白芍15g	益智仁10g	乌药10g
半枝莲10g			

水煎内服，每天1剂，分2次服用，共服14剂。

「方义药解」方中太子参为君药，具有补气益脾，养阴生津之效；山药、白术、茯苓、黄芪皆为补气健脾，助脾运化，祛湿化痰之品；方中用麦冬以养阴生津，制约黄芪、白术之燥性；乌药联合半枝莲清热解毒，消肿散结，通络止痛；白芍具有养血柔肝，缓急止痛之功；丹参用以活血祛瘀；桑寄生养血补肝；配伍益智仁温肾壮阳；炙甘草调和诸药。诸药合用，共奏健脾滋肾，解毒通络之功。

二诊：2017年8月25日。

「临证四诊」服前方后，胃纳改善，肢体乏力减轻，仍有食欲不振，睡眠可，大便溏，小便调，无口干口苦，舌淡，苔薄黄，脉细弱。

「理法方药」服药后患者症状较前缓解，但考虑到早期结直肠癌患者手术祛除局部病灶或西医对症治疗后，仍处于脾气亏虚，余毒未清的状态，故极易复发，手术及放化疗虽能祛除毒邪，但对正气的损伤较重，尤其影响脾之运化，故而脾气不足在结直肠癌术后的患者中表现更为明显，如纳差、乏力等，以及化疗引起的骨髓抑制均属脾虚证或脾肾两虚之表现。故治疗应当加大健脾养胃，温肾壮阳之力。拟方如下：

山药15g	太子参30g	白术20g	炙甘草5g
茯苓15g	麦冬15g	丹参15g	黄芪30g
桑寄生15g	白芍15g	益智仁10g	乌药10g
半枝莲10g	补骨脂15g	女贞子15g	

水煎内服，每天1剂，分2次服用，共服14剂。

「**方义药解**」脾主运化水谷精微，化生气血，为后天之本，肾藏精，主命门真火，为先天之本，二者相互影响，互为因果，故于健脾方剂之中加入补肾之药，如女贞子、补骨脂等，补肾健脾，益精养血，使人体的正气渐复，进而预防术后复发与转移。

三诊：2017年9月27日。

「**临证四诊**」患者诸症缓解，胃纳可，睡眠正常，肢体较前有力，大便稍烂。舌淡，苔薄白，脉沉。

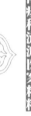

「**理法方药**」"百病皆由脾胃衰而生也"，脾为后天之本，脾主运化，统血，升清输布水谷精微，为"气血生化之源"，胃主受纳和腐熟水谷，共居中焦，脾胃虚弱，受纳与健运乏力，则大便不成形；故治疗上应继续加大健脾和胃之力，固护后天之本。拟方如下：

山药15g	太子参30g	白术20g	炙甘草5g
茯苓15g	麦冬15g	丹参15g	黄芪30g
桑寄生15g	白芍15g	益智仁10g	乌药10g
半枝莲10g	补骨脂15g	女贞子15g	鸡内金10g
山楂10g	麦芽10g		

水煎内服，每天1剂，分2次服用，共服14剂。

随访情况稳定。

（三）辨治思路

中医学认为，大肠癌归属于中医"积聚""肠覃""肠游""肠风""脏毒""肠癌"等范畴，大肠癌病因主要有素体虚弱、脾肾不足、饮食不节、起居无常、感受外邪、忧思抑郁等多方面，提出了内虚学说、湿聚学说、热毒学说以及气滞血瘀学说。笔者认为，大肠癌患者病情发展至中晚期，往往由于病情迁延难愈，脾虚而致积，因积而更虚，晚期以虚证为主，或脾肾双亏，或肝肾两虚。脾为生痰之源，脾虚不能输布津液，津液与邪气相合而成为生痰之本也；肾为生痰之根，肾藏精而主水液，肾之阴阳两虚则不能藏精，水液之糟粕留而不去，与邪气杂而成为生痰之根，痰、邪、瘀、毒胶着不去。要想从根本上祛除癌毒之邪，最重要的还需培土固元，健脾补肾，临床表现为四肢厥冷、腰膝酸软、腹痛下坠、下利清谷等，予四神丸或附子理中汤加减以脾肾双补，常用补骨脂、肉豆蔻、五味子、吴茱萸、附子、白术、干姜等。若临床表现为头晕目眩，腰酸耳鸣，低热盗汗，五心烦热，口苦咽干，大便燥结，方选知柏地黄汤加减以滋补肝肾。

（医案整理：李源　郭震浪）

二、扶阳益阴，解毒化瘀治疗前列腺癌

（一）临床资料

一般资料：汤××，男，62岁。

主诉：尿频尿急半年余，伴夜尿增多1月余。

中医诊断：前列腺癌。

西医诊断：前列腺恶性肿瘤。

（二）证治经过

首诊：2016年12月28日。

「临证四诊」患者半年前开始出现尿频尿急，无尿痛，未予系统诊治，1月余前开始出现夜尿增多，每晚5～6次。前列腺穿刺活检病理示：前列腺癌。就诊时排尿尚通畅，无恶寒发热，无头晕头痛，无胸闷心

悸，无口干口苦等不适。专科检查：前列腺质地韧硬，截石位5、7点扪及质硬结节。舌暗红，苔薄白，脉弦细。

「**理法方药**」老年男性肾元亏虚，易受外邪侵袭，肾虚常累及五脏，最终导致机体阴阳失调、脏腑功能障碍。前列腺癌病程进展至晚期时，常出现脾肾两虚，肾阴不足，阴损及阳。患者正气渐亏，卫外不能，外感邪毒乘虚入侵；脏腑虚衰，气血津液运化失司，湿热、痰浊内生，局部气滞血瘀，癥瘕、积聚乃成。晚期前列腺癌患者肾主水的功能受到影响，水液代谢失司，湿从内生。或外感湿邪，湿性趋下，易袭下焦，阻塞尿路，而致癃闭，故见尿频尿急，夜尿增多。癃闭又进一步加重水湿停滞，日久聚湿成痰，痰湿胶结成癥瘕。治疗上应以扶阳益阴，解毒化瘀为主，拟方如下：

太子参30g	陈皮5g	山药15g	白术10g
砂仁5g	炙甘草5g	茯苓15g	麦冬15g
丹参15g	黄芪15g	桑寄生15g	半枝莲15g
白花蛇舌草15g			

水煎内服，每天1剂，分2次服用，共服14剂。

「**方义药解**」方中太子参为君，味甘、微苦，性平，入心、脾、肺三经，能补气益脾，养阴生津；陈皮、山药、白术、砂仁、茯苓、黄芪皆为补气健脾，温补脾阳之药，又兼顾燥湿化痰之力；方中用麦冬以养阴生津，制约温补药之燥性；丹参活血祛瘀；桑寄生养血补肝；配伍半枝莲、白花蛇舌草以清热解毒，消肿散结；炙甘草调和诸药。诸药合用，共奏温阳益阴，解毒化瘀之功。

二诊：2017年9月13日。

「**临证四诊**」患者于2017年3月行前列腺癌根治术，术程顺利。术后出现漏尿，白天仍有尿频尿急，夜尿次数较前减少。纳眠可，大便溏，无口干口苦，舌淡暗，苔薄白，脉弦。

「**理法方药**」患者术后肾精亏虚，统摄无权，故出现漏尿；大便溏，为脾虚夹湿之象；舌淡暗，脉弦皆为气血亏虚，湿瘀互结之证。拟方如下：

太子参30g	陈皮5g	山药15g	白术10g
砂仁5g	炙甘草5g	茯苓15g	麦冬15g
丹参15g	黄芪15g	桑寄生15g	半枝莲15g
白花蛇舌草15g	菟丝子10g	当归10g	薄树芝10g

水煎内服，每天1剂，分2次服用，共服14剂。

「**方义药解**」在前方基础上加用薄树芝，味甘、微咸、平、无毒，入心、肝、脾、肺、肾经，能补肺益肾和胃健脾、安神定志、扶正培本；适用于前列腺癌根治术后正气亏虚，抑或夹痰夹湿患者，配伍菟丝子补肾固精，针对患者出现漏尿的症状，加当归活血化瘀，以助养血健脾。

三诊：2017年10月11日。

「**临证四诊**」患者漏尿症状明显好转，尿频尿急等症缓解，夜尿次数减少为2～3次，大便正常，舌淡，苔白，脉弦。

「**理法方药**」治疗有效，效不更方，继续以健脾补肾、扶阳助阴为法，在前方基础上加用白芷祛湿化瘀止痛，白扁豆健脾利湿，利尿消肿。

拟方如下：

太子参30g	陈皮5g	山药15g	白术10g
砂仁5g	炙甘草5g	茯苓15g	麦冬15g
丹参15g	黄芪15g	桑寄生15g	半枝莲15g
菟丝子10g	当归10g	薄树芝10g	白花蛇舌草15g
白芷10g	白扁豆10g		

水煎内服，每天1剂，分2次服用，共服14剂。

随访至今，情况稳定。

（三）辨治思路

中医强调"正气存内，邪不可干"。前列腺癌的发病原因，包括内因、外因两方面。笔者认为肾虚是前列腺癌发病的内因。该病多发于老年男性，而肾精不足、肾气亏虚是老年男性的生理特征，正如《素问·上古天真论》曰："丈夫……，七八，肝气衰，筋不能动，天癸竭，精少，肾脏衰，形体皆极。"早期前列腺癌患者因内分泌治疗，尤以畏寒肢冷、腰酸骨痛、乏力浮肿、舌淡苔白、脉沉迟等肾阳虚证多见。此外，晚期前列腺癌患者机体长期遭受癌毒侵袭，耗伤精血，损伤元气，外加手术打击，导致患者正气损伤。经过近年来的临床实践，笔者认为该病的发生主要与湿、痰、瘀、毒密切相关，尤以"癌毒"为核心。老年人正气渐亏，卫外不能，外感邪毒乘虚内侵；或脏腑虚衰，气血津液运化失司，湿热、痰浊内生，局部气滞血瘀，癥瘕、积聚乃成。综上所述，本虚标实，虚实夹杂，以虚为主是晚期前列腺癌总的病因病机，本虚以阴阳失调、肾阳亏虚为主，邪实以癌毒为主，多兼夹湿、痰、瘀等，故对晚期前列腺癌患者施治应以扶阳益阴、解毒化瘀为主要大法，以达到更佳的治疗效果。

（医案整理：李源　郭震浪）

第四节　何宜斌医案

一、术后盲补，腹痛反复

（一）临床资料

一般资料：朱××，女，51岁。

主诉：胆囊切除术后，腹痛1周。

中医诊断：腹痛（胃肠积热）。

西医诊断：①腹痛；②胆囊切除术后状态。

（二）证治经过

首诊：2016年11月10日。

「**临证四诊**」患者3周前行腹腔镜胆囊切除术，出院后每日自行在家中饮红枣、枸杞子、党参、巴戟天炖鸡汤。近1周出现上腹部反复疼痛，来广东省中医院多次就诊，辅助检查未见明显异常，遂予以补液及中药治疗，腹痛改善不明显。就诊时精神一般，疲倦，诉上腹部术口及脐周术口疼痛，嗳气，少许恶心欲呕感，间有流鼻血，伴少许肠鸣，肛门里急后重感，大便每天1次，偏烂，有排便不尽感，腰酸痛，心烦，眠一般，多梦。舌质淡红，舌尖偏红，苔白腻微黄（见图5-1），脉沉滑。

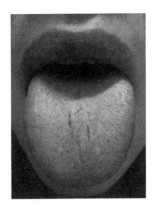

图5-1　患者首诊舌象

「**理法方药**」胆囊切除术后腹痛，经过多次急诊和门诊诊治，已排除术后胆瘘、胆管损伤等手术并发症，通过问诊得知，患者出院后每日自行在家中饮红枣、枸杞子、党参、巴戟天炖鸡汤，连饮数日，上腹部（胃脘）和脐周（小肠）疼痛，病灶定位在"胃"和"肠"。"胃以降为顺"，饮食阻滞于胃，胃失顺降，不通则痛；胃气上逆则嗳气、恶心欲呕；"胃不和则卧不安"，故眠差多梦。饮食积滞于肠，小肠的"泌清别浊"功能受阻，故大便烂，肠间有水而肠鸣。"胃"和"肠"中焦阻滞，下焦肾水上济心火的道路不畅，心肾不交，心火失肾水之济，易亢于上，而心烦、流鼻血、舌尖红；肾水不能上济心火而流注于下焦，故腰酸、腰痛、肛门里急后重、脉沉滑。故辨证上从"胃肠积热"入手，治以消食导滞，疏肝健脾。予保和汤（丸）合四逆散加减：

柴胡10g	枳实10g	白芍15g	牡蛎30g（先煎）
甘草6g	连翘10g	神曲15g	法半夏10g
山楂15g	陈皮5g	莱菔子15g	茯苓15g
槟榔10g			

水煎内服，每天1剂，分2次服用，共服4剂。

嘱咐：①饮食清淡，少吃多餐，以五谷杂粮为主；②进食不宜有过饱感，避免进食过于滋补食物。

二诊：2016年11月14日。

「**临证四诊**」服药后腹痛明显缓解，疲倦感减轻，未再流鼻血，肛门里急后重感减轻，大便较前成形，腰痛好转，无夜尿，仍有嗳气，胃胀，腹部肠鸣，排便不尽感。舌质淡暗，舌尖偏红，苔黄腻，脉沉滑（见图5-2）。

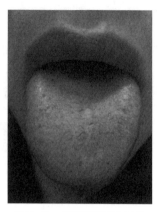

图5-2　患者服药后舌象

「**理法方药**」首诊从"胃肠积热"入手，拟方保和汤（丸）合四逆散加减，服药后腹痛明显缓解，从疗效角度肯定了首诊的辨治思路，当前"嗳气、肠鸣、便不尽感"提示胃肠湿盛，故二诊治疗上继续以保和汤（丸）为基础方加减，方中代赭石降逆止呕、炒麦芽和鸡内金增强健脾消食之力，去白芍以防益阴助湿。

连翘10g	六神曲15g	法半夏10g	山楂30g
陈皮5g	莱菔子15g	茯苓15g	槟榔15g
炒麦芽30g	鸡内金15g	枳实15g	代赭石30g（先煎）

水煎内服，每天1剂，分2次服用，共服4剂。

（三）辨治思路

术后进补，人之常情，无可厚非，但盲目进补，恐招祸患，不宜提倡，该医案就是术后一味盲目进补引起反复腹痛的临床案例，出现腹痛后，患者曾前往门诊和急诊处理，排除了急腹症和术后并发症后，通过中医四诊分析，上腹部及脐周疼痛，病位在中焦；发病前有连续多日饮用滋补药材所炖鸡汤，有伤食之诱因；胃胀、嗳气，少许恶心欲呕感提示"浊气在上，则生䐜胀"；大便烂，夜尿提示"清气在下，则生飧泄"；中焦积食化热，上扰于心则心烦，舌尖红，移热于肺，则鼻衄；中焦积滞，清阳难升，故脉沉。治疗上从消食导滞入手，化中焦之食积为本，方取保和丸为基础方，以图恢复六腑以通为用之常态，服药后腹痛症减，大便成形说明中焦滞化，脾运趋健，故二诊仍守保和丸。

（医案整理：何宜斌　刘明）

二、辨证治疗重症急性胰腺炎

（一）临床资料

一般资料：李××，男，76岁。

主诉：上腹部疼痛8小时。

中医诊断：腹痛（脾肾气虚，水湿瘀阻）。

西医诊断：①重症急性胰腺炎；②冠心病（支架植入状态）；③高血压病；④糖尿病。

（二）证治经过

首诊：2015年7月18日。

「临证四诊」患者因"上腹部疼痛8小时"入院，以中、右侧上腹部为主，入院时腹胀如鼓，脚肿如脱，经多学科积极抢救，病情逐渐平稳，进入全身感染后期。入院腹部CT示：双下肺不张，双侧胸腔少量积液，胰腺肿胀，胰腺周围广泛渗出，胰头、胰体尾积液，肝周、盆腔、肠间少量积液。

既往史：冠心病（支架植入）、高血压病、糖尿病病史。

2015年7月11日ICU重症监护时体征：腹胀腹痛较入院减轻，自觉不够气，疲倦，大便每天解3次，下肢肿胀较入院时减轻，舌淡红，苔白厚腻微黄，脉沉滑（见图5-3）。

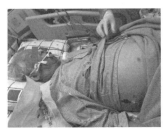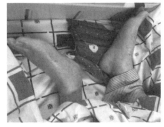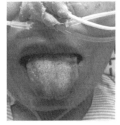

图5-3 患者入院时症状表现

「理法方药」该患者高龄，基础疾病多，加之重症急性胰腺炎，对整个人体气血的消耗特别大，经过多学科积极抢救，使其能度过急性反应期，进入全身感染期，此时患者临床表现为气不足，大便溏，下肢重，苔白厚腻微黄，脉沉滑。按照胰腺解剖部位，脊柱之前，胃肠之后，与吴又可《温疫论》中谈到的"膜原"接近："邪自口鼻而入，则其所客内不在脏腑，外不在经络，舍于伏脊之内，去表不远，附近于胃，乃表里之分界，是为半表半里，即内经所谓横连原是也。"邪伏膜原，具有病位深，药物难以速达病灶，邪也难速出病灶的特点，故借用达原饮以健脾补气，通腑泻浊，透邪外出。方药如下：

草果10g	厚朴10g	槟榔10g	柴胡15g
枳实10g	杏仁10g	法半夏10g	泽兰15g
大黄10g	黄芪30g	瓜蒌仁15g	

水煎内服，每天1剂，分2次服用，共服4剂。

二诊： 2015年7月21日。

「临证四诊」服药后精神改善，气不足感减轻，大便顺畅，下肢肿胀进一步减轻，胃纳改善，白厚腻苔较前明显消退（见图5-4）。

通过舌苔的变化，可以看出患者体内的邪浊逐渐退去，相应的病情也呈现好转势态。

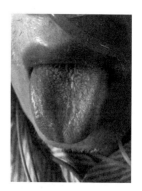

图5-4　患者服药后舌象

（三）辨治思路

蔡炳勤对于重症急性胰腺炎的临床证治强调分"期"分"机"治疗："从结胸论邪，从气血治邪，从膜原透邪"。急性反应期从"结胸"论邪，抓住"水热互结"的病机，关注腹内高压，集中力量"泄水逐热同施，前后腹腔并重"。全身感染期从"气血"治邪，从"膜原"透邪，抓住"邪漫三焦气血"和"邪伏膜原"的病机，运用包括药物内服、静脉输液、中药外敷、手术引流等多种手段清热解毒、透邪外出。残余感染期强调"邪去更扶正"，抓住"寒热错综，虚实夹杂"的病机，按照"观其脉证，知犯何逆，随证治之"原则施治。

该患者经过积极抗感染，有效腹腔引流等多学科积极治疗，出现"正虚邪渐退"之势，此时原先三焦弥漫之邪渐去，但正气也大受耗散，不能一鼓作气鼓邪外出，"水、热、痰、浊、瘀"等邪乘正虚深伏"膜原"，所以此阶段虽然整体情况趋于稳定和好转，但胰腺及周边组织感染、坏死病灶吸收缓慢，持续较长一段时间，符合中医"邪伏膜原"特点：邪在伏脊之内，胃肠之后（胰腺），病位深，一般治疗难速愈。选方用药上可用达原饮，该案例舌苔治疗前后的变化也说明达原饮在化膜原之邪方面功效显著。

（医案整理：何宜斌　刘明）

第五节　刘明医案

一、五草汤辨治雷诺综合征

（一）临床资料

一般资料：唐××，女，75岁。

主诉：双上肢反复瘀黑疼痛3月余。

中医诊断：血痹。

西医诊断：①雷诺病；②白内障。

（二）证治经过

首诊： 2017年3月23日。

「临证四诊」2017年初开始出现双上肢瘀暗肿痛，左手第3指远端变黑坏死溃烂，畏寒，遇冷则手指远端苍白、紫绀，麻木难忍，触水疼痛加重，喉中有痰，偶有咳嗽，夜间上肢远端疼痛，难以入睡，胃纳好，大便调，夜尿1次。舌淡胖，苔白厚，脉弦细。体查：双上肢无肿胀，远端瘀暗，手指皮肤僵硬感，皮肤增厚粗糙，毳毛脱落，左手第3指远端变黑，分界不清，伴有淡黄色液体渗出（见图5-5）。患者久居长沙，嗜食辣椒，有白内障病史，视物不清，无高血压、冠心病、糖尿病等重大内科疾病史。辅助检查：长沙当地医院查血常规、免疫、凝血功能大致正常。上肢动脉彩超示：上肢动脉血管内膜增厚。

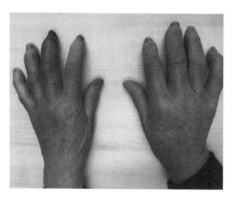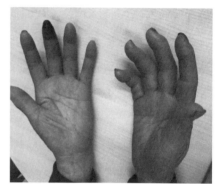

图5-5　患者首诊手部症状表现

「**理法方药**」患者双手指皮肤瘀暗，远端变黑溃烂坏死，为气血凝滞，瘀血阻络，久而化热，热盛肉腐所致。且患者年过七旬，脏腑机能衰退，肾阳不足，气血渐衰，阳气不能达于细末，温煦之力不足，不能推动气血运行，夜间阳气衰弱之时，则见疼痛加重、畏寒、惧水。舌淡，脉细，有夜尿，皆为气血不足，肾阳亏虚之象。现代中医讲究辨病与辨证相结合，若仅考虑血瘀阻络，血脉不通，现代辅助检查动脉彩超却不支持，现代医学认为其属于"雷诺病"，其病因为免疫复合物沉积于血管壁所致血运障碍，而非动脉硬化闭塞症。中医认为其属于血毒入络，毒瘀互结，痹阻血脉，病位深在，缠绵不愈。故而气滞、气虚、血毒、血瘀、肾阳不足皆为其病机，辨证治疗则以益气温肾，活血祛瘀解毒为法，方拟黄芪桂枝五物汤合五草汤加减，拟方如下：

黄芪30g	桂枝10g	赤芍15g	白芍15g
干姜10g	仙鹤草30g	紫草15g	茜草15g
墨旱莲15g	豨莶草15g	制川乌10g	盐山萸肉20g
炙甘草10g			

水煎内服，每天1剂，返煮，分两次服用，连服7天。

「**方义药解**」黄芪桂枝五物汤载于《金匮要略》："血痹，阴阳俱微，寸口关上微，尺中小紧，外证身体不仁，如风痹状，黄芪桂枝五物汤主之。"具有通、调、温、补等作用。由黄芪、芍药、桂枝、生姜、大枣五味药物组成，是治疗阳气不足、血行不畅，兼有外感风邪，以肌肉麻木为特征之血痹证的有效方。方中的黄芪为君药，具有益气温经、和血消痹之效；桂枝则有温经通痹之效，和君药配伍发挥活血通经、益气强阳功效，得黄芪益气而振阳，并助其固表祛邪；芍药有良好的养血活血之功，与桂枝同用达调气和营卫之效，均为臣药；甘草、生姜则有疏风祛邪之功；大枣养血。诸药共奏柔筋通络、活血通脉之效。其配伍特点为固表而不留邪，散邪而不伤正，邪正兼顾。正如《金匮要略论注》所言："此由全体风湿血相搏，痹其阳气，使之不仁。故以桂枝壮气行阳，芍药和阴，姜、枣以和上焦荣卫，协力驱风，则病原拔，而所入微邪亦为强弩之末矣。此即桂枝汤去草加芪也，立法之意，重在引阳，故嫌甘草之缓小。若黄芪之强有力耳。"本方中赤芍、白芍同用，与甘草组成芍药甘草之意，增强柔筋缓急止痛之功。加制川乌，与桂枝组成乌头桂枝汤，如《金匮要略》言"逆冷，手足不仁，若身疼痛，灸刺诸药不能治"，符合本案症状特点。

五草汤为蔡炳勤经验用方，是其从现代名方过敏煎化裁而来，他认为自身免疫性疾病与过敏性疾病类似，可看作正气不足，毒邪入侵，有一个正邪交争转化的过程。故而用仙鹤草、紫草、豨莶草、墨旱莲、茜草组方，仙鹤草具有健脾、止血之功，现代实验研究证实其主要含仙鹤草素，具有良好的抗菌、消炎、调节免疫作用。紫草具有凉血、活血、解毒透疹之效，豨莶草具有祛风湿、利关节、解毒之效，药理证实其有扩张血管作用，对血栓形成有明显抑制作用。墨旱莲养阴补肾、凉血止血，可提高细胞免疫功能和体液免疫功能。茜草有凉血止血、活血化瘀的功效，五草合用共起凉血活血、祛瘀通络之功，且能调节身体免疫功能，具有较好的扶正祛邪之效。

二诊：2017年3月30日。

「**临证四诊**」患者诉无须服用止痛药物，服用中药后双上肢瘀黑疼痛较前明显缓解，碰水会痛，不湿水则无明显疼痛，左手中指末节发黑，红黑分布不清（见图5-6）。畏寒及睡眠改善，胃纳可，二便调。舌淡胖，苔白，脉弦细。

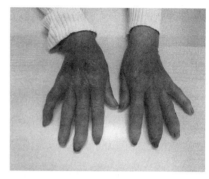

图5-6　患者二诊手部症状表现

「**理法方药**」口服中药考虑效不更方，在上方基础上加桑枝，增强柔筋通络之力，拟方如下：

黄芪30g	桂枝10g	赤芍15g	白芍15g
干姜10g	仙鹤草30g	紫草15g	茜草15g
墨旱莲15g	豨莶草15g	制川乌10g	盐山萸肉20g
炙甘草10g	桑枝15g		

水煎内服，每天1剂，返煮，分两次服用，连服7天。

三诊：2017年4月6日。

「**临证四诊**」患者自觉病情改善，遂清明返乡，曾于雨中劳作，后左手中指复发肿胀，伴有淡黄色液体渗出，纳眠可，二便调。舌淡胖，苔白，脉弦细。

「**理法方药**」口服中药仍以黄芪桂枝五物汤合五草汤加减，去盐山萸肉、豨莶草、桑枝，以防己、猪苓消肿利水，威灵仙祛风湿止痛，并予以莫匹罗星局部外用消炎，口服中药如下：

黄芪30g	桂枝10g	赤芍15g	白芍15g
干姜10g	仙鹤草30g	紫草15g	茜草15g
墨旱莲15g	制川乌10g	炙甘草10g	防己10g
猪苓15g	威灵仙15g		

水煎内服，每天1剂，返煮，分两次服用，连服7天。

四诊：2017年4月13日。

「临证四诊」患者诉服药后双手无疼痛，兼有麻木，左手中指肿胀减轻，少许渗出，右手肤色改善，纳眠可，大便烂，2～3次/天，小便调。舌淡胖，苔白，脉弦细。

「理法方药」口服中药仍以黄芪桂枝五物汤合五草汤加减，口服中药在上方基础上去猪苓、威灵仙，减去利水消肿之药，加土茯苓、苍术健脾化湿，鸡血藤活血通经。拟方如下：

黄芪30g	桂枝10g	赤芍15g	白芍15g
干姜10g	仙鹤草30g	紫草15g	茜草15g
墨旱莲15g	制川乌10g	炙甘草10g	防己10g
土茯苓15g	苍术10g	鸡血藤15g	

水煎内服，每天1剂，返煮，分两次服用，连服7天。

五诊：2017年4月20日。

「临证四诊」患者诉病情稳定，左手中指肿胀减轻，渗出不多，仍有麻木，右手肤色改善，无明显肿痛，无畏寒，大便烂，小便调。舌淡胖，苔白，脉弦细。

「理法方药」仍以益气活血，和营行痹为法，局部僵硬，考虑为风痰阻络，在上方基础上去鸡血藤，加全蝎，增强祛风通络，活血通经之功，以减轻局部麻木感。拟方如下：

黄芪30g	桂枝10g	赤芍15g	白芍15g
干姜10g	仙鹤草30g	紫草15g	茜草15g
墨旱莲15g	制川乌10g	炙甘草10g	防己10g
土茯苓15g	苍术10g	全蝎10g	

水煎内服，每天1剂，返煮，分两次服用，连服7天。

六诊：2017年4月27日。

「临证四诊」服药后左手中指近端肿胀消退，麻木改善，诉右手手指渐进性蜕皮，僵硬感消失，左手中指末节坏死边界逐渐清晰（见图5-7）。舌淡胖，苔白，脉弦细。

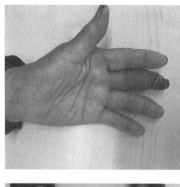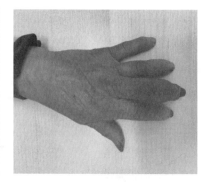
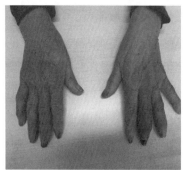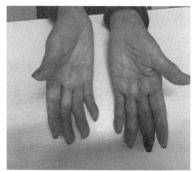

图5-7　患者六诊手部症状表现

「**理法方药**」治法同前，久病及肾，阳气不足，不能通达气血于四末，在前方基础上去干姜，加盐山萸肉，增强温肾通经之功，拟方如下：

黄芪30g	桂枝10g	赤芍15g	白芍15g
仙鹤草30g	紫草15g	茜草15g	墨旱莲15g
制川乌10g	炙甘草10g	防己10g	土茯苓15g
苍术10g	全蝎10g	盐山萸肉15g	

水煎内服，每天1剂，返煮，分两次服用，连服7天。

七诊： 2017年5月4日。

「**临证四诊**」患者左手中指远端肿胀，近端肿胀消失，可见皮肤逐渐变色，末节坏死边界渐清，无疼痛，畏寒好转，麻木缓解，纳眠可，大便烂，小便调。舌质红，苔白腻，脉弦滑。

「**理法方药**」在益气活血解毒的基础上，疼痛已缓解，去止痛药物制川乌，天气渐热，自觉燥热，去盐山萸肉，佐以健脾祛湿清热，加蒲公英、薏苡仁，拟方如下：

黄芪30g	桂枝10g	赤芍15g	白芍15g
仙鹤草30g	紫草15g	茜草15g	炙甘草10g
防己10g	土茯苓15g	苍术10g	全蝎10g
蒲公英15g	薏苡仁20g		

水煎内服，每天1剂，返煮，分两次服用，连服7天。

八诊：2017年5月11日。

「临证四诊」患者病情稳定，左手中指远端肿胀，略僵硬，末节变黑，分界清，近端活动良好，右手及其余手指感觉较前舒适，活动好，大便成形，仍2～3次/天，小便调。舌质红，苔白厚腻，脉弦滑。

「理法方药」病情向愈，加强健脾祛湿，培补后天之本，口服中药在上方基础上去全蝎、防己，加茵陈、厚朴、白扁豆、砂仁以健脾祛湿，拟方如下：

黄芪30g	桂枝10g	赤芍15g	白芍15g
仙鹤草30g	紫草15g	茜草15g	炙甘草10g
茵陈30g	土茯苓15g	苍术10g	厚朴10g
白扁豆15g	砂仁5g（后下）		

水煎内服，每天1剂，返煮，分两次服用，连服7天。

九诊：2017年5月18日。

「临证四诊」患者双上肢无疼痛，麻木不明显，左手中指近端肿轻，肤色较前红润，远端末节变黑坏死，边界清楚，无明显渗出，纳可，大便次数稍多，小便调。舌淡红，苔白腻，脉弦滑。

「理法方药」仍注意培土固本，口服中药在上方基础上去茵陈、厚朴、砂仁，加党参健脾、川芎活血通络，拟方如下：

黄芪30g	桂枝10g	赤芍15g	白芍15g
仙鹤草30g	紫草15g	茜草15g	炙甘草10g
党参10g	土茯苓15g	苍术10g	川芎10g
白扁豆15g			

水煎内服，每天1剂，返煮，分两次服用，连服7天。

十诊： 2017年5月25日。

「**临证四诊**」患者病情稳定，左手中指远端变黑（见图5-8），干燥，胃纳可，大便每天2次，小便调。舌脉同前。

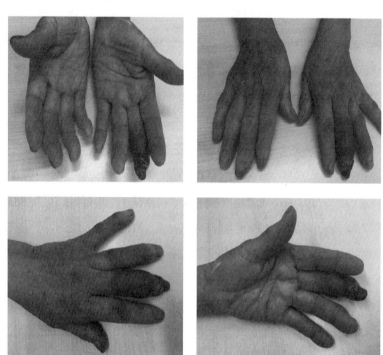

图5-8　患者十诊手部症状表现

「**理法方药**」继续以益气活血，健脾温中化湿为法，去川芎、白扁豆，加肉豆蔻、白术，温中健脾，拟方如下：

黄芪30g	桂枝10g	赤芍15g	白芍15g
仙鹤草30g	紫草15g	茜草15g	炙甘草10g
党参10g	土茯苓15g	苍术10g	肉豆蔻15g
白术15g			

水煎内服，每天1剂，返煮，分两次服用，连服7天。

十一诊： 2017年6月1日。

「临证四诊」患者病情稳定，双上肢无麻木疼痛，左手中指远端变黑，干燥萎缩（见图5-9），胃纳可，大便2次/天，小便调。舌淡红，苔白腻，脉弦滑。

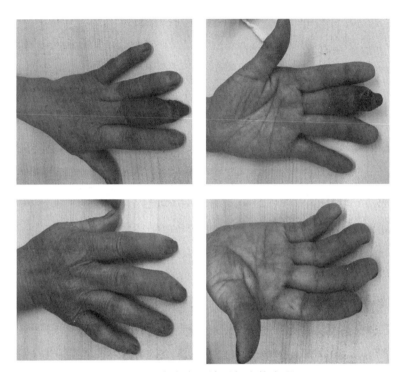

图5-9 患者十一诊手部症状表现

「理法方药」治则同上，去白术，加佩兰、薏苡仁，健脾祛湿，拟方如下：

黄芪30g	桂枝10g	赤芍15g	白芍15g
仙鹤草30g	紫草15g	茜草15g	炙甘草10g
党参10g	土茯苓15g	苍术10g	肉豆蔻15g
佩兰10g	薏苡仁15g		

水煎内服，每天1剂，返煮，分两次服用，连服7天。

十二诊：2017年6月8日。

「临证四诊」患者双上肢无疼痛麻木，左手中指末节变黑，分界清楚的部位断裂，渗出不多，近端肤色暗红（见图5-10），纳眠可，二便调。舌淡红，苔白腻，脉弦滑。

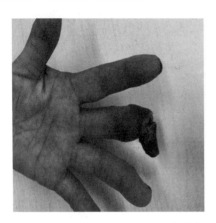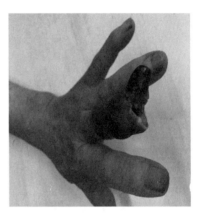

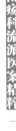
图5-10　患者十二诊手部症状表现

「理法方药」局部麻醉下剪断坏死指骨，边缘清创包扎，嘱咐患者返家中后以苯扎溴铵溶液消毒，生肌膏外用。继续口服中药，上方基础上去薏苡仁、肉豆蔻，用厚朴花、白扁豆运脾化湿，拟方如下：

黄芪30g	桂枝10g	赤芍15g	白芍15g
仙鹤草30g	紫草15g	茜草15g	炙甘草10g
党参10g	土茯苓15g	苍术10g	厚朴花10g
佩兰10g	白扁豆10g		

水煎内服，每天1剂，返煮，分两次服用，连服7天。

十三诊：2017年6月15日。

「临证四诊」患者双上肢无疼痛麻木，左手中指远端离断，肉芽鲜红，近端肤色正常（见图5-11），诉汗出较多，膝关节略肿，纳眠可，二便调。舌淡红，苔白腻，脉弦滑。

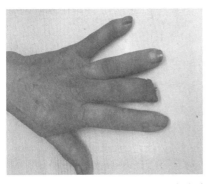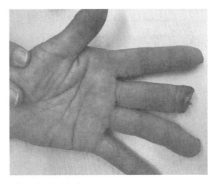

图5-11 患者十三诊手部症状表现

「**理法方药**」以益气温经通络为主，兼顾养心阴，敛汗消肿，上方基础上去党参、佩兰、厚朴花、白扁豆，用川芎活血，防风固表，浮小麦养心敛汗，泽泻利湿消肿。拟方如下：

黄芪30g	桂枝10g	赤芍15g	白芍15g
仙鹤草30g	紫草15g	茜草15g	炙甘草10g
土茯苓15g	苍术10g	川芎10g	防风15g
浮小麦20g	泽泻15g		

水煎内服，每天1剂，返煮，分两次服用，连服7天。

十四诊：2017年6月22日。

「**临证四诊**」患者双上肢无疼痛麻木，左手中指远端离断，肉芽鲜红，渐愈，周边上皮生长良好，汗出仍较多，膝关节僵硬，肿胀减轻（见图5-12），自觉烦躁，既往痛风病史，纳眠可，二便调。舌淡红，苔白腻，脉弦滑。

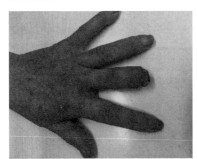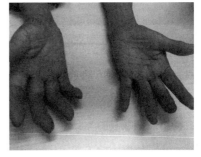

图5-12 患者十四诊手部症状表现

「**理法方药**」患者气虚血痹为本，因天气逐渐炎热，湿热内蕴，流注关节，不通则痛，故需注意标本兼治，上方去川芎、浮小麦、泽泻，用糯稻根养心敛汗，白蔻仁健脾化湿，车前子、蒲公英清热利湿。拟方如下：

黄芪30g	桂枝10g	赤芍15g	白芍15g
仙鹤草30g	紫草15g	茜草15g	炙甘草10g
土茯苓15g	苍术10g	糯稻根20g	防风15g
白蔻仁15g	车前子15g	蒲公英15g	

水煎内服，每天1剂，返煮，分两次服用，连服7天。

十五诊：2017年6月29日。

「**临证四诊**」患者左手中指远端离断处渐愈合，中央溃疡大小为0.3cm×0.5cm（见图5-13），汗出仍较多，膝关节肿痛轻，纳眠可，二便调。继续口服中药，上方基础上去糯稻根、白蔻仁、车前子、蒲公英，加浮小麦、佩兰、藿香健脾化湿。舌淡红，苔白腻，脉弦滑。服用7剂。

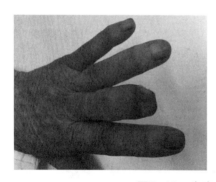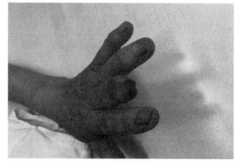

图5-13 患者十五诊手部症状表现

十六诊：2017年7月17日。

左手中指远端溃疡处已经愈合（见图5-14）。

（三）辨治思路

雷诺病是肢端小动脉因寒冷或情绪波动，或其他诱因导致血管神经功能紊乱，引起的阵发性动脉痉挛性疾病。可分为原发性与继发性两种类

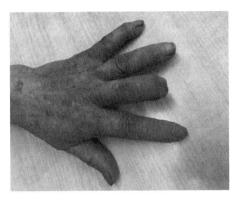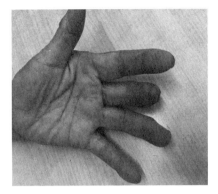

图5-14　患者十六诊手部症状表现

型。主要症状为肢端皮肤出现由苍白—紫绀—潮红—正常的变色典型症状，多数患者病变部位以手指指端为主，且呈对称性。病情重者可发生手指坏疽。由于其病理生理机制并未得到详细阐明，也缺乏确切有效的治疗手段，是周围血管病临床的疑难杂症之一。

　　中医学没有"雷诺病"一词，但关于其临床表现文献中有类似记载，张仲景《伤寒论·厥阴病篇》之"手足厥寒，脉细欲绝"与此相似，因此，一直以来诸多学者都将本病按其症状表现归入"四肢逆冷""血痹""脉痹""寒痹"等范畴。《素问·举痛论》说："脉寒则缩蜷，缩蜷则脉绌急，绌急则外引小络，故卒然而痛。" 寒邪乘虚客于经脉，寒凝血滞，气血不通，不能荣养四肢，而见肢端皮色呈间歇性改变。《黄帝内经》说："绌，音屈……犹屈也。"王冰注："脉左右环，故得寒则缩蜷而绌急。缩蜷绌急则卫气不得通流，故外引于小络脉也，卫气不入，寒内薄之，脉急不纵，故痛生也。"可见"缩蜷""绌急"均为经脉受到寒邪而屈曲蜷缩。现代《络病学》教材中指出"络脉绌急是指感受外邪，情志过激、过劳等各种原因引起的络脉收引、挛缩、痉挛状态"。黄芪桂枝五物汤为千年古方之一，不但主治血痹亦可治疗风痹，具有调养荣卫，祛风散邪，益气温经，和血通痹之效。临床应用较为广泛，如糖尿病周围神经病变、下肢麻木、颈椎病、产后病、头晕头痛等，只要辨证考虑营卫不合，脏腑经络失调，气痹血痹，皆可使用。

由仙鹤草、茜草、紫草、墨旱莲、豨莶草组成的五草汤原为蔡炳勤治疗变应性血管炎的经验方之一。临床使用中发现免疫功能低下所导致的躯体慢性炎症、皮肤病，辨证考虑正虚毒滞的"毒瘀证"，皆可辨证使用。方中紫草、茜草凉血活血、解毒祛瘀。仙鹤草收敛止血、补虚、解毒。部分静脉炎导致的水肿，中医辨证考虑为气虚卫表不固，血毒入络，瘀热互结，血行不利为水，外溢络脉，可用五草汤中的"三草"凉血解毒，祛瘀消肿。

本案治疗3月余，主方为黄芪桂枝五物汤合五草汤加减，为经方与时方结合，传承创新，前期着重止痛，中后期着重健脾，标本兼治。全程以中药辨证加减为主，未使用激素，费用低廉，副作用少，且疗效显著，患者以临床疼痛缓解，患指末节脱落，新肉生长愈合三阶段的临床表现，证实了中医药的优势。总结本案的治疗过程对探索中医药治疗疑难杂症具有一定的临床意义。

（医案整理：刘明　　指导：蔡炳勤）

二、内外结合，托毒外出辨治手部难治性疮疡

（一）临床资料

一般资料：彭××，男，53岁。

主诉：反复左手肿胀溃烂1月余。

中医诊断：疮疡。

西医诊断：软组织感染。

（二）证治经过

首诊：2017年12月1日。

「临证四诊」患者自诉1个月前左手不慎刺入牙签，未行及时清创消毒治疗，后左手反复肿胀化脓，溃疡渗出，久不愈合，在外院予以静滴抗感染药物，改善不明显，就诊时患者左手肿胀，暗红，内侧可见溃疡，范

围较大，2cm×3cm，有淡黄色液体渗出，口干口苦，无发热咳嗽，胃纳一般，二便调。舌暗淡，苔薄白，脉弦滑。既往无特殊疾病，2017年11月23日外院血常规提示大致正常。

「理法方药」患者疮疡病日久，正虚毒盛，毒邪凝滞肌表，久而化热，热盛肉腐成脓，反复溃烂，舌淡，苔白，脉滑，既往曾使用较多攻伐之抗感染药，正虚气血衰弱，疮口难敛，故而以补托立法，内服药物应补气托毒，清热凉血，拟托里透脓散加减，局部热毒蕴结，可以清热解毒，收敛生肌之品，以外洗中药熏洗后，再予以消毒水清创，拟方如下：

（1）内服药物：

黄芪30g	苍术10g	防风15g	防己10g
金银花30g	蒲公英20g	赤芍15g	牡丹皮15g
白芷10g	皂角刺10g	当归10g	陈皮10g
甘草10g			

水煎内服，每天1剂，返煮，分两次服用，连服7天。

（2）外洗药物：

大黄颗粒30g	乌梅颗粒30g	五倍子颗粒30g	虎杖颗粒30g
两面针颗粒30g			

水煎外洗，每天1剂，共7剂。

「方义药解」托里透脓散出自明代陈实功的《外科正宗》，现临床常用的补托方剂多源于此方，书中对托里透脓散如下论述："治痈疽已成，不得内消者，宜服此药以托之，未成者可消，已成者即溃，腐肉易去，新肉易生，此时不可用内消泄气、寒凉等药，致伤脾胃为要。"认为其主治痈疽虚证，临床见痈肿漫肿，脓成不溃，或溃后久不愈合等。方中黄芪益气扶正，托毒外出；当归补血活血，疏通经络，与黄芪合用，益气补血，共为君药。血脉不利，原方以穿山甲、皂角刺散结消肿，逐瘀溃脓，共为臣药。现代临床因禁用穿山甲，改用白芷透脓，软坚。赤芍、牡丹皮凉血活血，解毒祛瘀，考虑局部热盛，遂以金银花、蒲公英等甘寒之品清热解毒，配合陈皮以防败胃，配伍苍术、防风，组成玉屏风，加防己，益气固表，消肿利水，并托毒外出。诸药合用，以奏益气活血，托毒排脓之效。外洗药物以蔡炳勤治疗脱疽病的经验方，大黄、乌梅、五倍子加减，再配伍虎杖、两面针清热凉血解毒，以达到局部抗炎、消肿的目的。

二诊：2017年12月7日。

「临证四诊」患者服药7剂自觉左手肿胀较前明显减轻，溃疡渗出减少，舌淡红，苔薄白，脉弦滑。口服药物在上方基础上去白芷，加浙贝母，增强化痰软坚之力，继续口服7剂。外用药同前，后随访患者，诉左手肿胀已经明显消退，无疼痛，溃疡渐愈，遂停药。

（三）辨治思路

补托法是中医学疮疡内治"消、托、补"三大法则中的主要治法之一。疮疡在发生发展过程中，按不同时期，不同病情，在消、托、补三法中选方用药始能收到预期效果。疮疡初起须用消法，使初起的肿疡得以及早消散，免受化脓和开刀之苦。中期疮形已成，脓毒不易外达或溃后脓水清稀，可用托法。如正虚邪盛，疮形平塌，难溃难腐者，用"透托"法，如透脓散，促其早日脓出毒泄。疮疡后期，毒势已去，精神衰疲，元气虚弱，脓水清稀，疮口难敛者，宜用"补法"扶正祛邪。但久病气血必虚，毒邪实难尽除，单用"补"法亦难奏效，故对久病不愈的溃疡，应补托兼施。

中医外科对补托法早有认识，我国第一部中医外科专著《刘涓子鬼遗方》中："治痈疽内虚，黄芪汤方。"黄芪是中医外科的圣药之一。"治痈疽发背已溃，大脓汁虚掇少气力，内补黄芪汤方。"由于陈实功的倡导，明清医家对补托法的认识日益精湛，《外科启玄》说："托者，起也，上也"。《外科精义》云："脓未成者使脓早成，脓已溃者使新肉早生，气血虚者托里补之，阴阳不和托里调之"。补托法是临床应用比较广泛的治法之一，使用补益托毒的方药，扶正祛邪，使得毒邪移深就浅，由扩大而局限，逐渐外出。

本案是外科常见的难治性疮疡病，病史简单，病因明确，治法正确，则疗效显著。它是应用益气活血托毒的药物，扶助正气，托毒外出，以托里透脓散为基本方，患者长久使用抗感染药物，舌淡，苔白，气血不足，故而选择内外结合，内治以补托祛邪，外治法使用蔡炳勤的脱疽洗方加减，大黄、乌梅、五倍子具有较好的外用抗菌效果，加虎杖、两面针清热解毒消痛。但是临床也需注意一点，溃后正虚之时，不可过用寒凉药物，以免克伐正气，气血受阻，反而不利于毒邪外出，故而本案中多用金银花、蒲公英等甘寒之品，后期则用浙贝母化痰软坚散结。脾胃乃后天之本，气血之源，治疗时应注意顾护脾胃之气，促使溃疡愈合，本案中使用陈皮、苍术健脾，以免寒凉败胃，从而达到扶正祛邪之效。

（医案整理：刘明　指导：蔡炳勤）

第六节　林鸿国医案

一、辨证治疗亚急性甲状腺炎

（一）临床资料

一般资料：梁××，女，48岁。

主诉：颈前肿物伴疼痛、发热10天。

中医诊断：瘿痈。

西医诊断：亚急性甲状腺炎。

（二）证治经过

首诊：2008年7月14日。

「临证四诊」患者2008年7月3日突然出现颈前肿物，伴疼痛，咽痛不适，恶寒发热，在广东省中医院五官科就诊，考虑"咽炎"，予口服克林霉素及蒲地蓝消炎胶囊，颈前肿物无明显缩小，仍疼痛剧烈，伴发热，最高体温38.5℃，7月7日再次于广东省中医院外科就诊，查甲状腺彩超提示结节性甲状腺肿声像，甲状腺内片状不均匀回声，不排除甲状腺炎性改变可能；甲功示TT3（总三碘甲腺原氨酸）：3.83nmol/L，TT4（总甲状腺素）：159.5nmol/L，TSH（促甲状腺素）：0.03mU/L。TP_0Ab（抗甲状腺过氧化物酶抗体）、ATG（甲状腺球蛋白抗体）正常。考虑"甲状腺炎"，予口服甲状腺素片、泼尼松、静滴头孢呋辛后，症状无缓解，颈前疼痛放射至右耳后。就诊时见患者精神一般，反复发热，体温最高达39℃，时有恶寒，颈前肿物，局部疼痛，肤温不高，皮肤不红，右耳后放射痛，口苦，咽干，胃纳、睡眠差，小便黄，大便尚可，舌红，苔白，脉弦。

「**理法方药**」中医外科的辨证需整体与局部相结合。局部辨证，甲状腺为任、督二脉所系，亦为少阳、阳明经所络；颈前肿物，缘于痰瘀互结于少阳经，局部出现疼痛、发热为痰瘀化火之征，右耳后疼痛亦为少阳经所系；整体辨证，患者见寒热往来，口苦、咽干，脉弦，为少阳经证，《伤寒论》曰"但见一症，不必悉具"；故治疗以和解少阳、清热化痰为法，方选小柴胡汤加减：

柴胡20g	黄芩15g	法半夏15g	生姜10g
夏枯草15g	蜂房10g	连翘15g	牡丹皮10g
浙贝母10g	野菊花15g	玄参10g	薄荷5g（后下）
海蛤壳15g			

水煎内服，每天1剂，分2次服用，共服4剂。

服后大热已去，颈前疼痛缓解，觉咽部不适，大便结，前方加用牛蒡子10g，继服3剂，每天1剂。7月19日，病患诉心慌、眠欠佳，前方加用牡蛎、浮小麦以平肝潜阳、安心神。服用3剂后，患者诸症俱瘥出院。

「**方义药解**」小柴胡汤源于《伤寒论》，是治疗伤寒少阳证的基础方，又是和解少阳法的代表方。原方由柴胡、黄芩、人参、半夏、生姜、甘草、大枣七味药组成。适用于伤寒少阳证往来寒热，胸胁苦满，默默不欲饮食，心烦喜呕，口苦，咽干，目眩，舌苔薄白，脉弦者。原文记载"伤寒五六日，中风，往来寒热，胸胁苦满、默默不欲饮食、心烦喜呕，或胸中烦而不呕，或渴，或腹中痛，或胁下痞硬，或心下悸、小便不利，或不渴、身有微热，或咳者，小柴胡汤主之。"临床上可用于感冒、疟疾、慢性肝炎、肝硬化、急慢性胆囊炎、胆结石、急性胰腺炎、胸膜炎、中耳炎、产褥热、急性乳腺炎、睾丸炎、胆汁反流性胃炎、胃溃疡等属邪踞少阳，胆胃不和者。方中柴胡苦平，入肝胆经，为少阳经之专药，既透泄少阳半表之邪外散，又疏泄少阳气机之郁滞，为君药；黄芩苦寒，清泄少阳半里之热，为臣药；重用柴胡、黄芩，使少阳之邪外透内清。佐以半夏、生姜可以和胃降逆止呕，且生姜又制半夏毒，该病案中，使用法半夏更重于散结。因患者一派热象，故未用人参、甘草及大枣。方中加用夏枯草、连翘、牡丹皮、玄参、薄荷，为牛蒡解肌汤中的部分用药，可清热散结利咽，尤其适用于病位在头面颈部属上焦者。加用野菊花以助清热之力；加用浙贝母、海蛤壳以增软坚散结之功。使用蜂房则是为解毒、止痛，以缓解瘿痛导致的局部疼痛感。诸药合用，一则解颈部少阳经之邪，方中以小柴胡汤为基础，又多用清上焦毒邪的药物，旨在能直达病所；二则清热化痰散结，瘿病为有形之邪，痰结是其主要病因，而瘿痛为痰从火化，故方中多用清热化痰之品。

（三）辨治思路

亚急性甲状腺炎又称De Quervain甲状腺炎或巨细胞性甲状腺炎，多见于30~40岁女性，一般发病前1~2周有病毒性上呼吸道感染史。临床表现为甲状腺肿胀、发硬、吞咽困难及疼痛，并向患侧耳颞处放射，常始于甲状腺的一侧，很快向腺体其他部位扩展；患者可伴有发热，血沉增快。西医目前一般以糖皮质激素治疗为主，可迅速缓解症状，但停药后病情容易反复。中医药在该病的治疗中发挥着重要的作用。

蔡炳勤认为中医药要发展，尤其是中医外科要发展，切入点的选择是关键。何谓切入点，就是优势病种的选择，类似本例患者，诊断明确为亚急性甲状腺炎，西医抗感染无效，口服激素后症状亦无明显缓解，中医中药的介入却可以起到立竿见影之效，这就是优势病种。中医药的优势病种还有很多，这需要我们继续总结、系统挖掘。

整体观念是中医的一大特色。对于甲状腺疾病，即瘿病的辨证治疗，我们需整体辨证与局部辨证相结合，这才是真正意义上的整体观。具体到本例患者，局部症状就是颈部肿物、疼痛，这是痰邪化火之象，宜清热化痰散结；整体表现为往来寒热、口苦、咽干、脉弦，此为少阳经证，治需和解少阳。整体、局部相结合，从局部的病位、经络辨证入手，我们可看到颈前之位，乃少阳阳明所系，颈部肿物伴疼痛实为少阳之病，故可豁然开朗，一切尽从少阳论治，选用小柴胡汤为主方，并加用清热化痰散结之品。对症下药，病方可瘥。

（医案整理：林鸿国　黄学阳）

二、辨治甲状腺癌术后声带麻痹

（一）临床资料

一般资料：吴××，女，29岁。

主诉：甲状腺癌术后声音嘶哑22天。

中医诊断：①失声；②石瘿。

西医诊断：①声带麻痹；②甲状腺癌术后。

（二）证治经过

首诊： 2016年9月28日。

「临证四诊」患者因"右侧甲状腺乳头状癌并颈部淋巴结转移"于2016年9月6日在广东省中医院行甲状腺全切+颈部淋巴结清扫术，术中见肿瘤组织已侵犯气管壁，与喉返神经粘连，手术完整切除肿瘤并保护喉返神经完整性，术后出现声音嘶哑，考虑为暂时性喉返神经麻痹所致。9月12日出院。9月28日复诊时症见：精神疲倦，声音嘶哑，咽干，咽痒，咳嗽无痰，鼻塞，畏风，巅顶头痛，眠差，大便结，舌质暗红少津，苔薄白，脉细弱。

「**理法方药**」患者术后3周，仍有声音嘶哑，处于术后失声的慢性期，其表现为虚实夹杂，虚症也不只是单纯的阴虚或气虚，但从整体观察可看出肺阴虚是主要矛盾所在，表现为咽干、咳嗽无痰、大便干结、舌少津、脉细；同时患者有精神疲倦、脉弱之气虚表现和鼻塞、畏风之外感表现；故治疗以益气养阴，利咽开音，兼以疏风解表为法，方选养阴清肺汤加减：

玄参15g	生地黄10g	麦冬10g	芍药15g
黄芪30g	陈皮10g	荆芥穗5g	防风5g
藁本10g	蝉蜕5g	诃子10g	桔梗15g
甘草10g	茯神15g		

水煎内服，每天1剂，分2次服用，共服5剂。

服用5剂后，患者声音改善，诸症明显减轻，睡眠良好，予前方去茯神，继服5剂，患者声音恢复正常，诸症均瘥。

「**方义药解**」养阴清肺汤源于清代喉科著作《重楼玉钥》，为治疗白喉之常用方剂。原方由生地黄、麦冬、玄参、甘草、薄荷、贝母、牡丹皮、白芍八味药组成，具有养阴清肺、解毒利咽之功。临床上可用于白喉、急性咽喉炎、急性扁桃体炎、鼻咽癌、声带疲劳等属阴虚燥热者。原方中生地黄甘寒入肾，养阴清热，为君药；玄参养阴生津、泻火解毒，麦冬养阴清肺，共为臣药；佐以牡丹皮清热凉血消肿，白芍养阴养血，贝母润肺化痰、清热散结，薄荷辛凉解表、疏表利咽，甘草泻火解毒、调和诸药，为使。方中生地黄、麦冬、玄参合用亦为增液汤，可滋阴清肺，也是蔡炳勤治疗慢性咽喉炎的常用配伍。而在本病案中，非治疗白喉之疫毒，故仅取原方养肺阴之功，患者无明显热象，故去牡丹皮、薄荷，咳嗽而无痰，去贝母；方中配合黄芪补气，以陈皮理气使诸药补而不滞；眠差故加用茯神；患者还有外感风寒表现，以荆芥穗、防风、藁本疏散风寒，藁本又可治巅顶痛；针对声音嘶哑，方中主要使用桔梗、甘草、蝉蜕、诃子四味药，桔梗苦、辛、平，可宣肺祛痰、利咽，与甘草相配称桔梗汤，有清热利咽之功，在临床应用中，因两药不温不凉，可广泛使用在不同证型的声音嘶哑及咽喉不适症中；蝉蜕为升散药，味甘性凉，其体轻浮，其气轻虚，可宣肺利窍，升散增音；诃子为收涩药，性平，有敛肺止咳、利咽开音之功；以升散之蝉蜕配合内敛之诃子，一散一收合而为用，更有利于喉门开合功能的恢复；而诃子与桔梗、甘草合用，为诃子汤，刘完素《宣明论方》中用治失声。

（三）辨治思路

声音嘶哑是甲状腺手术常见的并发症，属中医"失音"，一般多为喉返神经麻痹所致，而喉返神经麻痹可分为暂时性和永久性，对于暂时性的喉返神经麻痹，中医药可帮助其尽快恢复发音。蔡炳勤教授团队在长期的临床实践中，总结了此类患者的发病特点和辨证治疗规律。

我们认为甲状腺术后声音嘶哑可分为急性期及慢性期。

急性期，即手术后早期，一般为术后两周内，这段时间的临床表现主要与甲状腺手术相关。因甲状腺手术采用气管插管全麻，手术室空调的使用使风邪易于侵犯人体；另外，甲状腺位于颈部，属于上焦，风为阳邪，易袭阳位，故容易感受风邪；风邪侵袭，与痰相结，容易化热；手术刀刃所伤，容易导致血瘀。所以甲状腺术后早期主要表现为风热上扰，痰瘀互结。而这段时间出现的声音嘶哑可责于风热侵犯和瘀阻咽喉，气机不利，故失声。

手术后两周以上仍有声音嘶哑者，属于慢性期。此期表证已去，声音嘶哑主要从脏腑失调入手进行辨证，与肺、脾、肝相关。手术可耗气伤阴，尤其是甲状腺癌患者，由于切除范围较广、手术时间相对较长，此期更容易见气阴不足表现，常见的有肺阴不足、脾气虚弱；喉为发音的器官，为肺之系，肺主声，声音的产生与肺的生理功能有关，如肺阴不足，津不上承，咽喉失养，则声音嘶哑，为"金碎而无声"；足太阴脾经，上行循经咽喉连于舌根，脾气虚弱，运化升清失调，津液不升，则咽喉失养，开合不利，故可失声。甲状腺疾病，属于"瘿"病，多见于妇人，本与"肝郁"相关，所谓"无郁不成痰，无痰不成块"，而手术及手术后恶性病理结果可加重部分人的心理负担，气郁愈加不舒；肝主疏泄，其脉循经喉咙，肝气疏泄，情志调和，则喉门开合顺畅，发音正常，反之则影响发音。

在辨证治疗方面，不应只见发音的局部表现，更需察其全身情况，从整体入手，再巧用利咽开音之品，方可奏效。蔡炳勤教授团队把甲状腺术后声音嘶哑概括为"两期四证"，即急性期的风热上扰、痰瘀互阻证，慢性期的肺阴不足证、脾气虚弱证。治疗甲状腺术后声音嘶哑，均可以"两期四证"为纲领，但也不能拘泥于此，必须根据患者的实际情况临证察机，如是否虚实夹杂、是否气阴两虚、是否肝郁脾虚等，既要把握发病的整体规律，又要充分个体化辨证施治，才可收获满意的疗效。

（医案整理：林鸿国　黄学阳）

第七节　吕立国医案

温阳散寒法配合蜂针辨证治疗慢性膀胱炎

（一）临床资料

一般资料：杨××，女，33岁。

主诉：反复腹股沟耻骨区刺痛伴尿频1年余。

中医诊断：淋证（寒邪直中厥阴少阴，厥阴少阴同病）。

西医诊断：慢性膀胱炎。

（二）证治经过

首诊：2016年2月19日。

「临证四诊」患者1年多前出现双侧腹股沟、耻骨区刺痛，伴尿频尿急，无尿血发热，时有反复。2015年6月于北京某医院行膀胱镜检查，见膀胱广泛出血点，诊断为间质性膀胱炎。行膀胱起搏器治疗，西药予西施泰灌注治疗，疗效欠佳。就诊时双侧腹股沟、耻骨区刺痛，下午、晨起疼痛明显，天气冷时疼痛加重，尿频尿急，24小时排尿10次，平素痛经。舌淡红，舌边齿痕，苔白，脉细。

「理法方药」四诊合参，病机为寒邪直中厥阴少阴，少阴厥阴同病。双侧腹股沟、耻骨区是足厥阴肝经走行区，足厥阴肝经，"沿大腿内侧中线进入阴毛中，绕阴器，至小腹，挟胃两旁……"寒邪直中厥阴，故双侧腹股沟疼痛，耻骨区疼痛，天气冷时疼痛加重。肾主水，和膀胱，寒中少阴，膀胱气化不利，故尿频尿急。舌淡，舌边齿痕，苔白，脉细为虚寒表现。治则为温阳散寒，温经通脉。内服中药，方选四逆汤+当归四逆汤+吴茱萸汤加减，局部外用传统中医疗法蜂针疗法温经通脉止痛。

（1）中药处方：

干姜20g	炙甘草30g	当归45g	熟附子30g（先煎）
细辛15g	桂枝30g	赤芍30g	大枣10g
黄芪60g	生姜10片	沉香10g（后下）	

吴茱萸15g（热水反复冲洗7次后入煎剂）

水煎内服，每天1剂，分2次服用，共服7剂。

（2）蜂针疗法：取右侧腹股沟阿是穴，蜂针2针。

「方义药解」内服中药方由四逆汤+当归四逆汤+吴茱萸汤加减而成。四逆汤治疗寒邪深入少阴。方中附子大辛大热，能通行十二经脉，迅达内外以温肾壮阳，祛寒救逆。干姜温中焦之阳而祛里寒，助附子生发阳气。炙甘草为佐，调和诸药，以制约附、姜大辛大热劫伤阴液之弊。当归四逆汤养血散寒，温经通脉，治疗厥阴肝寒。顽症痼疾，当用重剂，重用细辛，直通厥阴；重用当归，温润通脉。吴茱萸汤为开冰解冻之剂，破厥阴肝寒，止痛。吴茱萸辛苦温，直入厥阴血分，破沉寒痼冷，治寒疝腹痛。生姜、大枣制约吴茱萸温燥之性。人体一处阳气不到便为病，加黄芪通畅气道，且助血行，病位在下焦，用沉香引药下行。关于细辛用量的问题，汉代的《金匮要略》《伤寒论》和唐代的《千金要方》《千金翼方》等，都有记载细辛的使用，宋代以前的诸多医书，皆言细辛无毒。细辛有毒的记载始于宋代陈承的《本草别说》，谓"细辛，若单用末，不可过半钱匕，多即气闷塞不通者死 ......"古时细辛用量，张仲景的《伤寒杂病论》记载，细辛用量一般为二两至三两，约为现代28～42g；唐代的《千金要方》记载附子散中细辛的用量六两（约合30g）。唐山老中医刘沛然使用细辛用量独到，在专著《细辛与临床》中，每方均用细辛，用量在10～200g，且取得很好的临床疗效。细辛不过钱，是指细辛散剂（单用末）的一次量，前提有两个条件：一是单用，二是用末，只有在这种条件下，细辛过量，才会导致严重后果。但如果通过煎煮等方式，不但细辛的疗效不变，而且其中的毒性会有所下降，配合甘草等也可以降低细辛的毒性。临床应用也是从小剂量开始逐渐加量。

蜂针疗法属于中医传统疗法的一种，具有针、药、灸的三重作用。蜂针针刺后，局部充血红肿，皮温升高，具有温灸效应，可起到温经通络的作用。现代医学研究认为，蜂针液2/3以上是挥发性成分，至少有13种可用气相层析分离，证实在温经通络、扶阳散寒方面有独特功效。

二诊：2016年3月8日。

「**临证四诊**」蜂针、服药后双侧腹股沟、耻骨区刺痛减轻，尿频尿急较前缓解，无口干舌燥等不适。舌淡红，舌边齿痕，苔白，脉细。

「**理法方药**」继续温阳散寒，温经通脉。加大温阳散寒中药熟附子、吴茱萸、细辛剂量以去厥阴少阴寒凝。

（1）中药处方：

干姜20g	炙甘草30g	当归45g	熟附子45g（先煎）
细辛20g	桂枝30g	赤芍30g	大枣20g
黄芪60g	生姜10片	柴胡5g	沉香10g（后下）

吴茱萸30g（热水反复冲洗7次后入煎剂）

水煎内服，每天1剂，分2次服用，共服7剂。

（2）蜂针疗法：每天1次，取穴气海、关元各1针，耻骨区6针。

「**方义药解**」患者服药后疼痛、尿频尿急等症状减轻，说明药方对证；服药后未出现烦热呕吐等不适，提示患者可以耐受本方，因此在原方基础上，熟附子、吴茱萸、细辛加量。柴胡引经。

三诊： 2016年4月19日。

「**临证四诊**」治疗后疼痛减轻8成，尿频不明显，舌淡红，舌边齿痕，苔白，脉细。

「**理法方药**」继续温阳散寒，温经通脉。吴茱萸、细辛加量以去厥阴寒凝。

（1）中药处方：

干姜20g	炙甘草30g	当归45g	熟附子45g（先煎）
细辛30g	桂枝30g	赤芍30g	大枣20g
黄芪120g	生姜10片	桃仁10g	沉香10g（后下）
春砂仁5g（打碎后下）		生晒参20g（炖服）	
大黄10g	吴茱萸45g（热水反复冲洗7次后入煎剂）		

水煎内服，每天1剂，分2次服用，共服7剂。

（2）蜂针疗法：每天1次，取穴气海、关元各1针，耻骨区6针。

「**方义药解**」吴茱萸、细辛继续加量，以去厥阴少阴寒凝，止痛。痛经病史，加大黄、桃仁活血化瘀，增强祛瘀止痛之力。气血不到便是病，温燥药物久服耗气，加生晒参、黄芪加量益气行血，佐制吴茱萸等燥烈药物对气的耗散作用。电话随访，患者疼痛消失，尿频消失，治愈。

（三）辨治思路

间质性膀胱炎主要临床表现是膀胱区或下腹疼痛，伴有尿路刺激症状，膀胱镜检查可见膀胱黏膜点状充血或洪纳溃疡（hunner ulcer）。好发于青中年女性，膀胱起搏器的植入、西施泰灌注等是常见的现代医学治疗方法，但疗效不确切，疼痛及尿路刺激症状不能有效控制。根据临床症状，间质性膀胱炎属于中医淋证范畴，针对临床症状辨证论治往往可以补充现代医学治疗的不足，减轻症状，收到满意的临床疗效。

本例患者自始至终主要用的是四逆汤+当归四逆汤+吴茱萸汤的合方。其中四逆汤治疗寒邪深入少阴，当归四逆汤治疗厥阴肝寒，师李可老中医之意，用吴茱萸汤治疗顽固的久痛。少阴是三阴的基础，为坎中一点真阳之所在，也是一身之根基。本例患者主要表现为少阴厥阴同病，参考病史，素有慢性胃炎病史，太阴亦虚，三阴阳亏，皆可补少阴；三阴阳衰，终要累及少阴，是故四逆汤是本剂用药的基础。《素问·至真要大论》曰："寒淫于内，治以甘热，佐以苦辛""寒淫所胜，平以辛热"。三阴浊阴寒凝久伏不化者，皆可加用四逆汤。《伤寒论》吴茱萸汤证："干呕，吐涎沫，头痛者，吴茱萸汤主之。"止痛与止呕，是吴茱萸的两大功效，本病例主要取其止痛功效。李可老中医认为，《伤寒论》吴茱萸汤之"吴茱萸一升"，约合今制50g。用量10g以下无效，15g平剂显效，30g中剂攻无不克，50g大剂治大症，而本例患者初始用吴茱萸15g，即可见效，之后逐渐加量疗效进一步提高。吴茱萸煎药方法方面遵从《伤寒论》，15g以上，用沸水冲洗7次，而后入煎，去味存性，避免入口辛辣及服后"瞑眩"之弊。李可老中医认为，人体一处阳气不到便为病，治疗中加黄芪、人参运大气，助阳气通达病灶。

中医传统疗法是一个宝库，要重视挖掘。蜂针疗法是中医传统疗法的一种，具有针刺、药物、灸法三重功效。通过针刺，蜂针有疏通经脉、活血化瘀、调理气血的功效。使阴阳归于平衡，脏腑趋于调和。通过蜂毒液，可抗菌，消炎，止痛，消肿，祛风通络，化瘀止痛。通过灸法，可温经通络、扶阳散寒。现代医学研究证实，蜂针疗法可双向调节人体的免疫，具有抗炎、抗菌、镇静、镇痛、缓解肌肉疼痛及肌肉紧张等作用。本例慢性膀胱炎主要症状是盆腔疼痛、尿频尿急。蜂针的镇痛、镇静作用，可以缓解慢性膀胱炎引起的神经、肌肉痛，并改善尿频尿急症状。因此，蜂针疗法在本例病例治疗中与中药的运用是相辅相成的，既符合中医的辨证论治，也符合现代医学治疗慢性膀胱炎的治病理念。

（医案整理：吕立国）